AF461683

DE L'INSALUBRITÉ DES ÉTANGS ;

ET DES

MOYENS D'Y REMÉDIER.

PAR

Mr. Fulcrand Pouzin,

DOCTEUR - MÉDECIN DE MONTPELLIER.

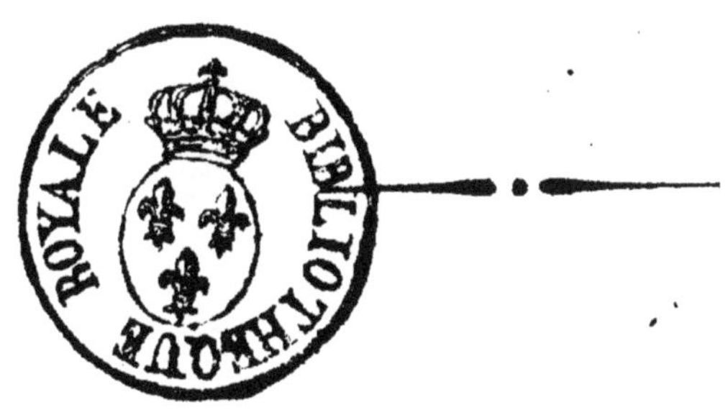

MONTPELLIER,

De l'Imprimerie d'André TOURNEL, Aîné, Imprimeur de la Société des Sciences, Lettres et Arts.

1813.

MÉMOIRE

QUI A REMPORTÉ LE PRIX

AU JUGEMENT

DE LA SOCIÉTÉ DES SCIENCES, LETTRES ET ARTS DE MONTPELLIER,

Dans sa Séance publique du 31 Décembre 1812.

SUR LA QUESTION PROPOSÉE EN CES TERMES :

« Indiquer quels sont les meilleurs moyens
« de rendre moins insalubres les Étangs
« du Département de l'Hérault? »

Graviora quæ ex cœli, terræque insalubritate oriuntur mala, per nostram diligentiam leviora fieri possunt.
M. VARO De re rusticâ, lib. prim. cap. V.

INTRODUCTION.

1. Si, comme il n'est pas permis d'en douter, la salubrité d'un pays est un des plus sûrs garans de sa prospérité, de sa population,

et du bonheur de ses habitans ; la Société qui s'occupe essentiellement de procurer au département de sa résidence tous les avantages dont il est susceptible, pouvoit-elle en matière de sciences, choisir un sujet plus digne du prix qu'elle doit décerner, une question plus intéressante pour un grand nombre de ses concitoyens et pour l'humanité en général, et plus capable d'exciter un nombreux concours, que celle par laquelle elle propose d'indiquer : « Quels sont les meil-« leurs moyens de rendre moins insalubres les « étangs du département de l'Hérault (1)? »

2. Faut-il, avant de répondre à la question qui nous est proposée, commencer par prouver l'insalubrité des étangs de ce département, soit en calculant sur les registres de l'état civil des communes voisines, la durée moyenne de la vie de ses habitans et le rapport des morts à la population, soit en comparant l'état ordinaire de santé ou de maladie des hommes qui occupent ces contrées avec celui de leurs voisins qui respirent un autre air ? Et pour prouver que c'est réellement aux eaux

(1) Programme de la Société des sciences, lettres et arts de Montpellier. Séance publique du 26 décembre 1811.

stagnantes que les communes qui les entourent doivent leur insalubrité, faut-il encore mettre en parallèle les maladies qui y règnent, avec celles observées dans le voisinage des marais, des étangs, et en général des lieux où séjournent des eaux qui n'ont pas d'écoulement ? Mais pourquoi nous efforcerions-nous de démontrer ce qui est généralement connu et formellement avoué par la Société qui ouvre ce concours, puisqu'elle se borne à demander les moyens de rendre les étangs du département de l'Hérault *moins insalubres*. Qu'il nous suffise, et nous ne saurions nous en défendre, de parcourir d'un œil rapide les lieux qui vont nous occuper, pour prouver leur situation désavantageuse, et la fâcheuse influence des eaux qui croupissent dans leur voisinage.

3. Si nous comparons l'état actuel de la côte maritime du département de l'Hérault et de quelques lieux des départemens limitrophes (uniquement pour ce qui a rapport à la prospérité et à la population des villes et bourgs qui y sont situés), avec ce qu'elle étoit du temps des romains et long-temps après que ces contrées ne furent plus soumises à ce peuple, nous serons étonnés des changemens qui y sont survenus et qui, quoi-

qu'ils puissent être attribués en partie à ces événemens politiques, qui concourent à renverser les villes et les empires pour en élever d'autres sur leurs ruines, nous paroissent pourtant, quant aux lieux qui nous occupent, dépendre presqu'uniquement des inconvéniens ou des avantages de leur situation et de leurs divers degrés de salubrité.

4. Observons d'abord, qu'au temps où les Romains soumirent à leur puissance la Gaule Narbonnoise, la partie la plus maritime en étoit la plus florissante, soit que les avantages de la pêche et du commerce, ou la plus grande fertilité des terres qui avoisinoient les étangs y eussent attiré un plus grand nombre d'hommes, soit à cause des établissemens formés par les Phocéens sur les bords de la mer, lorsque ces peuples fuyant l'Ionie où ils étoient tyrannisés par Arpagus et ayant bâti la ville de Marseille pour y fixer leur demeure, étendirent leur domination sur la côte et la fortifièrent; colons industrieux, qui outre l'avantage du commerce apporté par eux dans ces contrées, apprirent encore à leurs voisins l'art de cultiver la terre, de planter les oliviers et de tailler la vigne. Ces villes maritimes et les lieux voisins eurent ainsi pendant long-temps sur

la partie la plus élevée de la côte qui n'étoit jadis qu'un désert, une grande supériorité; et ils durent la conserver jusqu'à ce que d'autres événemens vinssent commencer et accroître la population dans ces derniers lieux plus heureusement situés. Depuis, c'est à une distance respectueuse des étangs et de leurs émanations délétères, quoique assez près de la mer pour les faire jouir des avantages du commerce et des richesses qu'il procure, que nous avons vu, et que nous voyons fleurir de nos jours les cités les plus opulentes et les plus populeuses de cette côte : elles semblent s'être accrues dans la même proportion, que se sont épuisées ou ont disparu d'autres villes ou bourgs situés trop près des étangs. Si parmi ces nouvelles cités il en est qui ont été démolies lors des guerres civiles ou autres guerres également sanglantes et opiniâtres, on les a vu, à cause de la salubrité des lieux et de l'avantage de leur position, se relever de leurs propres ruines et quelques-unes rebâties plusieurs fois. C'est au contraire une circonstance digne de remarque, que les foibles résultats des efforts d'Arnaud, évêque de Maguelonne, lorsque secondé du pape Jean XIX qu'il avoit été solliciter à Rome, et soutenu des secours de plusieurs personnes pieuses, il voulut vers le milieu du onzième siècle rebâtir cette ville détruite par Charles Martel l'an 737 (1). Le lieu de Montpellier qui vers la fin du dixième siècle n'étoit qu'un village, l'emporta tellement sur cette première, et obtenoit alors un tel accroissement à cause de son heureuse situation, qu'il étoit déjà regardé vers le douzième siècle, comme une des villes les plus florissantes du midi de la France.

5. L'aspect triste et peu prospère des petites villes anciennement bâties sur le bord des étangs, confirme ce premier aperçu. Bien différentes de tant d'autres plus modernes mais mieux situées, qui s'agrandissent sans cesse et s'étendent de tous les côtés, celles-ci n'ont pu sortir de leurs vieilles murailles, qui tombées en partie de vétusté, leur donnent encore un air d'abandon et de misère, qui semble encore mieux attester le désavantage de leur situation. La dépopulation seroit

---

(1) Arnaud, qui fut considéré comme le restaurateur et le second fondateur de Maguelonne, fit entourer cette nouvelle ville de murs et de tours, et alla l'habiter avec ses chanoines, 300 ans après la destruction de l'ancienne. Elle ne subsista que jusques en 1530, époque à laquelle l'évêché fut transféré à Montpellier. (Histoire de Languedoc).

complète dans la plupart de ces lieux voisins des étangs, soit à cause des maladies qui y règnent, soit à cause de la crainte qui en éloigne de nombreux habitans ou les propriétaires les plus aisés, si le vide que cause la mortalité ou ces émigrations, n'étoit compensé en partie par de nouveaux citoyens. Ce sont, ou des employés du Gouvernement qui s'y transplantent avec leur famille, ou des paysans qui descendent de la montagne pour se procurer du travail dans la plaine, ou enfin des artisans qui n'ignorent point les maladies auxquelles ils s'exposent, mais qui ne sachant pas, comme il n'est que trop ordinaire à l'homme, estimer le prix de la santé avant de l'avoir perdue, viennent, attirés par l'appât du gain, exercer leur industrie dans ces lieux d'autant plus dangereux pour ces nouveaux habitans, qu'ils étoient accoutumés jusques alors à respirer un air plus sain.

6. Si nous voulions descendre dans des détails circonstanciés et désigner les lieux qui près de ces eaux stagnantes souffrent le plus de ce fléau destructeur, il ne nous seroit pas difficile de les nommer, et de prouver que quelques-uns étoient jadis de petites villes florissantes.

La petite ville de Frontignan, par exemple,

située au pied d'une petite montagne sur le bord de l'étang de *Grin*, et qui contenoit autrefois six mille habitans, a tellement souffert des maladies par la mortalité, que déjà le Roi ne pouvoit en tirer, au milieu du dix-huitième siècle, plus de trois ou quatre matelots, au lieu de deux cents qu'elle auroit pu donner dans des temps antérieurs (1). Cette ancienne cité est bien loin de l'état de prospérité que devroient lui procurer la bonté de ses productions et sa situation favorable à l'industrie et au commerce, et du bonheur que ne manquent pas d'attribuer sans doute, aux habitans de ces contrées, les nombreux consommateurs des vins précieux qu'on y recueille et qu'on exporte dans les contrées les plus éloignées. Telle est, au contraire, la malheureuse destinée du cultivateur, que des pluies assez rares et les feux de la canicule, nécessaires pour bien mûrir et préparer ses vins, que les brouillards qui attendrissent la peau du raisin muscat et ajoutent à la finesse de la liqueur, sont des causes infaillibles de mor-

(1) Mémoire sur les causes des maladies mortelles qui règnent sur les côtes de la mer du bas-Languedoc, par M. Pitot, pag. 182 de la collection des mémoires de l'académie royale des sciences de Paris.

talité. On pourroit assurer d'avance quelle sera la qualité de cette récolte, la plus importante pour le pays, par la mortalité que sa population a soufferte (1).

7. L'ancienne et petite ville de *Mauguio* ou *Melgueil*, sur l'étang qui porte son nom, autrefois avec titre de comté, d'où relevoit le fief de Montpellier, qui frappoit la monnoie melgorienne (celle qui dans le dixième siècle avoit le plus de cours dans la province et les pays voisins), ne compte aujourd'hui que quinze ou seize cents âmes, encore son étang est-il moins insalubre en raison de sa communication avec la mer et d'un fond d'eau assez considérable.

8. Pérols, village qui confine les étangs, a vu presque de nos jours le nombre de ses habitans successivement réduit à un tiers, et auroit même indubitablement perdu toute

---

(1) La mortalité y a été quelquefois si considérable, qu'on s'est vu obligé dans une année, de laisser les morts pendant quelques jours sans les inhumer, faute de bras pour les transporter au cimetière. Au mois d'août de cette même année, on ne compta que deux personnes qui n'avoient point été malades. (Collection de mémoires de chimie par M. Chaptal, pag. 158).

sa population, sans les travaux qui furent ordonnés par une administration puissante, pour ouvrir la communication interrompue de ses étangs avec la mer.

9. La petite ville de Mirevaux ou Mirevals et celle de Villeneuve, autrefois le séjour des rois de Mayorque, ne peuvent passer aujourd'hui que pour de tristes villages, livrés de plus en plus à l'abandon et à la misère. Mirevals semble menacé d'une entière destruction, et quoique Villeneuve souffre moins aujourd'hui, il n'avoit pas en 1746 le quart des habitans qu'il possédoit autrefois.

10. Quelques vieilles masures presque désertes tenant la place de l'ancien bourg et château de Lattes (*castellum Latera*), et le lieu de Vic, qui au commencement du dix-septième siècle comptoit sept à huit cents maisons, aujourd'hui, à-peu-près réduites à trente, en partie abandonnées ou tombant en ruine et occupées par quelques hommes tristes, languissans, d'un aspect livide et moribond, nous rappellent le funeste sort de tant de cités anéanties par l'action destructive de ces vastes cloaques qui exhalent au loin la putridité et l'infection, telles qu'Aquilée, Acéra, Brindes et autres villes

d'Italie qui ont disparu victimes de ce fléau dévastateur.

11. Si nous sortons de la frontière de l'Hérault, nous remarquerons que la population d'Aiguesmortes, au lieu d'augmenter, diminue peut-être, malgré les milliers d'hommes que les salines attirent tous les ans, ceux que les pêcheurs louent, qu'ils tiennent à leurs gages et qu'ils occupent une partie de l'année à tirer des filets ; enfin, malgré les étrangers attirés par la situation favorable de cette ville sur les canaux, qui la font communiquer avec les deux mers et le nord de la France. Les mariages y sont assez féconds pour donner, l'un portant l'autre, un produit de six enfans ; les veuves, qu'on dit se marier communément jusqu'à trois fois, choisissent parmi les étrangers qui viennent s'y établir pour contracter d'autres nœuds, et généralement les mères s'acquittent avee tendresse et avec zèle du plus saint des devoirs. Cependant toutes ces causes de reproduction et de conservation y balancent à peine les effets destructeurs de la maladie endémique (1).

(1) Voyez le mémoire de M. Dax, pour servir à la topographie d'Aiguesmortes, pag. 16.

12. Remarquons enfin que les fermes et les maisons de campagne qui approchent des étangs, sont aussi marquées au cachet de l'insalubrité. Ici rien n'est donné au luxe ni à l'agrément; on n'y fait que ce qui est indispensable pour soutenir le bien en valeur et pour empêcher la destruction totale des bâtimens, dont les murs noirs et dégradés menacent ruine de toute part. Les promenades sur l'eau, les plaisirs de la pêche et le voisinage de la mer, n'attirent point les propriétaires aisés qui habitent les villes voisines où l'on respire un air pur: ils ne se rendent là que pour y donner des ordres, compter avec leurs fermiers et s'en retourner aussitôt. Les sentimens de tristesse qu'inspire l'abandon de ces campagnes antiques, qui datent pour la plupart des siècles bien antérieurs, s'augmentent encore, lorsqu'on juge par leur apparence et leur étendue, qu'elles étoient jadis habitées par des particuliers qui avoient un rang et une fortune considérable. Si l'on parcourt ces campagnes pendant les mois d'été et jusques aux froids, on ne voit pour l'ordinaire que des malheureux accablés par les maladies endémiques qui y règnent, les dévastent et les rendent désertes: il n'est pas rare que les domestiques commis à la culture d'un domaine, que le fermier, sa femme, ses enfans,

ne soient tous affectés de fièvres intermittentes ; de voir la plupart de ces infortunés dans l'accès, d'autres qui en sortent, d'autres enfin qui se consolent au jour libre, mais qui ne se livrent qu'avec peine à leurs travaux.

13. Si certains lieux situés sur le bord des étangs semblent par leur salubrité infirmer nos preuves, ils ne le doivent qu'à une situation plus heureuse, à certaines circonstances naturelles, à des travaux de l'art.

La discussion des causes d'insalubrité des étangs et des lieux qui en sont voisins, ainsi que de celles qui placent quelques-uns d'entre eux dans une favorable exception, compose la première partie de ce Mémoire. La seconde traite des moyens, sinon d'anéantir, au moins de diminuer cette insalubrité.

PREMIÈRE PARTIE.

Des Étangs du Département de l'Hérault, et des causes de leur insalubrité.

SECTION PREMIÈRE.

DES ÉTANGS ET DE LEUR FORMATION.

14. Les étangs du département de l'Hérault sont des bassins naturels, en général

peu profonds, qui contiennent dans une grande étendue, une masse d'eau considérable. Ils sont entrecoupés de marais, de vastes fossés pleins d'eau et de terres grasses, humides, couverts de joncs, souvent confondus avec ces étangs par le retour des pluies et la plus grande élévation des eaux de la mer. Leurs eaux sont retenues du côté de la mer par les sables et les débris de coquillages qu'elle accumule et élève sans cesse sur ses bords. Ces digues naturelles s'opposent à leur écoulement, les forcent à s'étendre de tout autre côté, et à prendre sur les terres voisines dont le niveau diffère peu de celui des étangs, lorsque la pluie ou les ruisseaux qu'ils reçoivent augmentent leur volume. Quelques-uns d'eux communiquent avec la mer par des *graüx*; d'autres n'ont aucune issue, si ce n'est dans les crues considérables que cause le débordement des torrens et des rivières. Leur fond, le plus souvent bourbeux, est composé d'un terreau animalisé très-léger, formé par les atterrissemens et la décomposition d'une grande quantité de végétaux, de poissons et d'insectes qui pourrissent ensemble, et qui se trouvent en si grande abondance dans ces étangs, qu'à une certaine distance du rivage, on pourroit même dire dans toute l'étendue de quelques-uns, ils laissent à peine à la superficie quelques pouces d'une eau limpide. D'où il est aisé de prévoir, que ces grands amas d'eaux stagnantes ne diffèrent de ceux connus sous le nom de *palus*, *marres*, *marais*, *marécages*, etc. que par un plus grand volume d'eau, et que l'insalubrité des uns et des autres reconnoît la même cause; c'est pourquoi dans la suite de cet écrit, nous nous servirons souvent de ces dénominations comme synonymes.

15. Il y a cependant des différences notables entre les divers étangs du département de l'Hérault; car tous ne sont pas également insalubres. L'étang de Thau, par exemple, l'est beaucoup moins; ceux de Pérols et de Maguelonne, au contraire, le sont au plus haut degré. Le premier ressemble à un bras de mer. Ses eaux, très-salées et profondes dans de grandes étendues, sont agitées sans cesse par les vents et forment des vagues qui viennent se briser sur le rivage. Son fond et ses bords sont le plus souvent couverts de gravier; on n'y observe guère que quelques fucus et l'algue-marine que les vagues rejettent. Les seconds, ressemblent plutôt à des marais qu'à des étangs. L'eau peu abon-

dante (1) et toujours en stagnation, est moins salée et presque douce quand la mer se retire ; le fond et les bords sont extrêmement boueux, noirâtres, couverts d'une pépinière de joncs et de roseaux : ils sont, pour ainsi dire, comblés de plantes aquatiques qui pourrissent à mesure que le soleil absorbe l'eau qui les couvroit.

16. Disons maintenant comment se sont formés ces étangs, persuadés que cette connoissance pourra nous être de quelque secours dans la recherche des moyens à opposer à leur insalubrité.

« Dans toute l'étendue des côtes de la mé-
« diterranée, observe M. Pouget (2), on
« reconnoît un courant constant et très-
« rapide, qui entre par le détroit de Gibral-
« tar, et fait le tour de cette mer : sa direc-
« tion est de l'ouest à l'est sur les côtes d'Afri-

---

(1) La plus grande profondeur des étangs de Pérols et de Maguelonne est de quatre à cinq pieds. Elle n'est que de quelques pouces sur les bords ; la moyenne de dix pouces. (Mémoires de M. Chaptal, pag. 132). Mais attendu que les atterrissemens tendent toujours à combler les étangs, il pourroit se faire que cette moyenne de dix pouces, ne fût aujourd'hui trop forte.

(2) Mémoire sur les atterrissemens des côtes du Languedoc, faisant partie de la collection de la société des sciences de Montpellier, année 1778.

« que, et de l'est à l'ouest sur celles d'Europe ;
« elle varie un peu en quelques endroits,
« et en général ce courant se tient presque
« parallèle aux côtes ; sa rapidité est très-
« grande dans le golfe de Lyon, à l'est
« duquel le Rhône est situé. Après avoir
« parcouru les côtes de Provence, il passe
« devant les embouchures de ce fleuve, se
« charge de tous les sables, graviers et cail-
« loux qu'il charrie dans la mer, et les dépose
« successivement sur les côtes du golfe. Elles
« sont en effet formées en entier du sable
« gris du Rhône, mêlé dans quelques endroits
« de cailloux et de galets ; ces dépôts sont
« d'autant plus considérables qu'on se rap-
« proche des embouchures ; mais en général
« toute la côte en est couverte, à l'exception
« d'un petit nombre de falaises, telles que le
« Cap Saint-Pierre, celui d'Agde, celui de
« Sète, où l'agitation de la mer est assez vio-
« lente pour empêcher l'amas. » Des bancs de sable déposés dans la mer par ce courant rapide à mesure qu'il frappoit avec violence sur l'ancienne côte, s'étant élevés au-dessus de l'eau, après y être resté cachés pendant plusieurs siècles, en ont séparé enfin plusieurs étendues d'eau comprises entre cette côte et ces sables, qui forment aujourd'hui une plage basse, étroite et assez exactement parallèle

à cette même côte. Ce sont ces étendues d'eau que nous connoissons sous le nom d'étangs ou de lagunes ; tels sont ceux de Mauguio, d'Aiguesmortes, de Pérols, de Maguelonne, de Thau, etc. tous contigus ou foiblement séparés par quelques atterrissemens de nouvelle formation. Mais les plages qui séparent les étangs de la mer, quoiqu'elles existent depuis un grand nombre de siècles, n'ont pas toujours formé une barrière continue. Si l'on n'observe plus aujourd'hui que quelques graux par lesquels passent les eaux des rivières pour se jeter à la mer, et que leur courant recreuse et conserve, et quelques autres fort étroits et peu profonds que tient ouverts la main de l'homme ou la violence des tempêtes, et qui embarrassés de bancs de sable, ne peuvent permettre à aucun bateau tant soit peu considérable d'y naviguer ; il n'en est pas moins vrai qu'autrefois ces plages étoient coupées en beaucoup d'endroits par des graux d'une grande étendue et profondeur, qui établissoient une communication aisée entre la mer et les étangs. Plusieurs de ces canaux étoient assez larges et assez profonds pour recevoir des navires et leur servir d'asile. Le grau de Maguelonne, connu dans l'histoire sous le nom de *Port-Sarrazin*, étoit même devenu dangereux en ce qu'il servoit de retraite aux escadres de cette nation, dans le temps où la côte n'avoit point de marine pour veiller à sa défense. A cette époque on travailloit à barrer ces graux pour en défendre l'entrée; et l'on n'y parvenoit que par des travaux et des dépenses aussi considérables qu'il en faudroit faire aujourd'hui pour les ouvrir. Dans cet état de choses les étangs étoient plus profonds, l'eau en toute saison étoit souvent rafraîchie et renouvelée : les rivières et les torrens qu'ils reçoivent se dégorgeoient plus facilement dans la mer : celle-ci y entroit en grande masse dès qu'elle s'élevoit au-dessus de son niveau poussée par les vents du sud. Pendant les tempêtes, elle passoit plus facilement sur les plages, alors moins relevées qu'aujourd'hui, elle entraînoit les sables qui y sont amoncelés, les dispersoit dans toute l'étendue des étangs, et couvroit ainsi les atterrissemens ou les débris de végétaux et de matières *putrescibles* que les rivières avoient charrié. Alors les peuples qui habitoient ces contrées devoient être plus heureux : sans doute ils prospéroient et n'avoient pas à lutter contre les maladies cruelles qui désolent aujourd'hui ces contrées. Mais depuis que de nouveaux bancs de sable formés dans la mer dans une direction parallèle à la plage actuelle, n'a plus permis aux flots ralentis par cet obstacle, de se porter avec la même force sur le rivage, de tenir les graux ouverts et de les agrandir ; depuis que le temps a élevé la plage et fortifié cette barrière naturelle entre la mer et les étangs (1) ; ceux-ci ont commencé à se dessécher sur leurs bords et sont devenus marécageux dans de grandes étendues. Les atterrissemens ou les terres mêlées de végétaux ou autres corps putrescibles que charrient les torrens et les rivières, ont dû, depuis ces changemens, lutter avec avantage contre les sables purs qu'apportoient les eaux de la mer ; les eaux douces ont dû se mêler en plus grande quantité avec l'eau salée ; leur mouvement a dû décroître et finir par se perdre tout-à-fait. Dès-lors, la végétation des plantes aquatiques qui se plaisent dans les eaux de la mer et dans celle des rivières, et la production des animaux de toute espèce qu'ils attirent, n'étant plus contrariée par les circonstances qui jadis s'opposoient à leur développement, ces plantes et ces animaux y ont multiplié à l'infini, et leurs débris et les atterrissemens ayant comblé ces étangs en grande partie, les ont transformés en marais infects. C'est ainsi qu'à la longue ils les combleront entièrement

---

(1) Voyez le Mémoire cité de M. Pouget.

et qu'ils préparent déjà pour les générations éloignées, aux dépens des générations présentes et d'autres à venir, des terres aussi vastes que fertiles.

SECTION SECONDE.

DES PRINCIPALES CAUSES QUI FAVORISENT LA FORMATION ET LE DÉGAGEMENT DES GAZ DÉLÉTÈRES QU'ÉMANENT LES ÉTANGS.

17. Quatre causes principales favorisent la formation ou le dégagement des gaz fétides qui rendent si malsain le voisinage des étangs. Ces causes sont 1.° les débris des végétaux ou des matières animales de toute espèce qui s'y accumulent sans cesse; 2.° la forme naturelle des bassins de ces étangs; 3.° le défaut d'eau en été, ou du moins celui d'une quantité suffisante, pour couvrir les plantes aquatiques, ou ces boues éminemment putrescibles qu'ils contiennent; 4.° le parfait repos de ces eaux stagnantes.

I.

18. Les débris des végétaux ou des matières animales accumulées dans les étangs et qui s'y décomposent, sont une des principales causes de la corruption de leurs eaux qui se chargent de plus en plus, surtout pendant les chaleurs, des produits solubles que rendent ces corps en décomposition. Mais en même temps que

ces eaux extrêmement riches en élémens nutritifs, ainsi que la vase qu'elles recouvrent, fournissent à l'accroissement d'un grand nombre de plantes aquatiques qui croissent les unes dans les autres, et finissent par occuper une grande partie de l'étendue des étangs; elles favorisent d'autant la reproduction d'une quantité prodigieuse de reptiles et d'animaux aquatiques de toute espèce qui se plaisent dans ces eaux sales et bourbeuses, et qui y multiplient à l'infini. Ces corps organisés que l'étang ne semble nourrir que pour qu'ils y meurent après avoir acquis un accroissement considérable, et dont l'action du soleil pendant les chaleurs accélère la dissolution, forment une couche épaisse de matière corruptible, qui engendre à son tour des nuées d'insectes, et d'où s'élèvent des exhalaisons funestes.

19. On a senti, de tous les temps, les dangers qui résultent de la macération des plantes dans l'eau. Lancisi (1) nous a donné l'histoire de plusieurs épidémies qu'on ne pouvoit attribuer qu'aux exhalaisons qui s'étoient élevées de l'eau où l'on avoit fait macérer du chanvre ou du lin. Rivière, Forestus et autres auteurs ont écrit également sur de pareilles causes d'insalubrité.

(1) *De noxiis paludum effluviis.*

20. Mais les exhalaisons qui s'élèvent de ces détrimens de végétaux sont d'autant plus meurtrières, qu'ils sont toujours mêlés d'une grande quantité de matières animales. On a remarqué que le méphitisme qui s'exhale de ces masses en putréfaction, est beaucoup plus à redouter que celui des autres substances organiques qui ne sont pas combinées de même, qu'il se trouve compliqué d'une sorte de gaz cadavéreux qui rend son action très-délétère.

21. On ne peut douter que la quantité des matières corruptibles portées dans les étangs ne soit prodigieuse, quand on considère que ces vastes cloaques reçoivent d'un côté une grande partie de celles que la mer rejette sans cesse sur ces bords, et qu'elle y transporte par les graux toutes les fois qu'elle s'y précipite ; de l'autre, celles que charrient les rivières et les torrens qui viennent grossir leurs eaux ou qui se purifient dans ces étangs avant d'apporter leur tribut à la mer. Car la résistance que ses flots opposent continuellement aux eaux qui se dégorgent dans son sein, faisant sur celles-ci l'effet du filtre, forcent, après un choc réitéré, les parties les plus pesantes à se précipiter, à former ainsi des atterrissemens considérables, tandis

que celles qui surnagent sont rejetées de tous côtés vers les bords de l'étang.

22. Le même mécanisme s'observe à l'égard de certains fleuves et rivières qui ne traversent pas des étangs. Il est favorisé par des atterrissemens continuels, semblables à ceux dont il vient d'être parlé, qui, à mesure qu'ils élèvent et élargissent le lit de ces rivières, en diminuent la profondeur aux approches de leur embouchure et ralentissent dans la même proportion la rapidité de leur cours, alors trop affoibli pour surmonter l'obstacle que la mer leur oppose.

23. Cette lutte des eaux de la mer contre celle des fleuves et des rivières qui y affluent, a encore pour effet de défendre cette immense étendue d'eau d'un surcroît de matières animales et végétales que les fleuves et les rivières lui apportent : elle rejette ainsi sur ses bords, et repousse dans les terres les débris d'une infinité de corps organisés destinés à nourrir d'autres espèces, utiles à la conservation générale.

24. Si des tempêtes et des pluies considérables grossissent les rivières et leur donnent un cours impétueux plus difficile à arrêter, (et c'est alors qu'elles charrient davantage)

ces mauvais temps agitent la mer dans la même proportion ; ils élèvent ses vagues et fortifient sa résistance : souvent alors elle sort de ses limites, dépasse de beaucoup l'embouchure de ses rivières, les force à envahir et envahit avec elles une certaine étendue de terrein, alors transformé en de vastes étangs avec lesquels on pourroit les confondre. Dès que par un temps plus calme la mer se retire, toutes les eaux se dégorgent librement ; mais dans ce moment elles sont limpides, parce qu'elles ont formé, dans les environs, des atterrissemens considérables, et qu'à mesure qu'elles retournent à la mer, les corps qui surnageoient s'assoient sur les bords, ou sont arrêtés par des touffes de joncs, de roseaux ou autres plantes aquatiques qui sont disséminées dans ces plaines marécageuses. C'est de cette manière que sont sans cesse comblés et infectés les étangs du département de l'Hérault, et plus particulièrement ceux de Pérols et de Maguelonne, surtout à cause de leur communication avec la rivière du Lez.

C'est ainsi, je dois encore le répéter, que tant de rivières sont malsaines aux environs de leur embouchure. Ici je dois citer comme un exemple frappant le Tibre, qui toujours plein de vase et ne pouvant qu'à peine décharger ses eaux dans la méditerranée, produit de fréquentes inondations, d'où résultent des exhalaisons si malignes pendant les jours caniculaires, que les vents qui les emportent à Rome y causent la plupart des fièvres hémitritées qui y sont si funestes. Targioni déplore la solitude et la désolation de la belle plaine qui est autour de l'embouchure du Cécina, ce qui provient principalement, dit-il, des flaques formées par l'eau des rivières, à la décharge desquelles s'oppose la trop grande élévation des eaux de la mer. On sait ce qu'Hippocrate a dit sur les mauvais effets de la course tardive du Phase (1).

25. Cette résistance que la mer oppose aux rivières qu'elle reçoit, et le mouvement qu'elle leur imprime, se fait sentir à de grandes distances, même à plus d'une lieue de leur embouchure lorsqu'elle est agitée. Par-là ces rivières sont sujettes à causer au loin des inondations et à entretenir des marécages sur leurs bords qui ne sont pas assez élevés au-dessus de leur niveau ordinaire : elles remplissent alors les anses et sinuosités de ces bords tortueux qui sont protégées contre le courant, de terre végétale et d'engrais pris sur les possessions qu'elles ont dévasté, ainsi que

---

(1) *De aëribus, aquis et locis.*

d'une grande quantité de conferves bulleuses, qui, semblables à une lie épaisse et continue, couvrent, elles seules, comme une écume sale et verdâtre, des surfaces considérables. Cet état des rivières qui avoisinent les étangs du département de l'Hérault, ne sont pas une des moindres causes de l'insalubrité de ces lieux. On sait que les marins qui dans un pays quelconque cherchent à pénétrer dans les terres en remontant les rivières dont le cours n'est pas libre, sont souvent exposés à respirer des vapeurs nuisibles qu'exhalent sur leurs bords des eaux stagnantes et marécageuses, et que leur santé est d'autant plus en péril qu'ils séjournent plus près du rivage.

26. L'insalubrité des étangs et de l'embouchure des rivières par les causes que nous venons de signaler, est fort ordinaire sur les côtes en général. Si nous portons la vue, observe le docteur *Lind*, sur toutes celles du Continent Espagnol, dans la baie du Mexique, nous trouverons peu de ports de mer, peu de villes et de rivières, dont la salubrité soit satisfaisante pendant la saison pluvieuse (1). C'est presque toujours par les

(1) Lind, Maladies des Européens dans les climats chauds, traduit par Thion de la Chaume, t. I, p. 161.

côtes que la peste commence en Égypte et dans tous les pays où elle fait des ravages (1). Il en est d'assez malsaines, pour qu'on ne puisse hasarder d'y coucher une seule nuit sans s'exposer à perdre la vie, ou au moins à essuyer des accidens très-fâcheux. A Podang, établissement fondé par les Hollandois, à Sumatra, l'air est si mauvais qu'on l'appelle communément côte de la peste. Une vapeur pestilentielle, en forme de brouillard, s'y élève des marais après les pluies, et fait périr tous les habitans blancs (2). La rivière de

---

(1) Comme la peste semble avoir quelque chose d'infamant et de terrible, et qu'aucune nation ne veut convenir qu'elle ait pris naissance dans son pays, les Égyptiens affirment qu'elle leur est apportée de la Barbarie, de la Syrie et de la Grèce. Les habitans de Constantinople et des environs, soutiennent à leur tour qu'elle vient d'Égypte, et les habitans de la Grèce qu'ils la doivent à ce dernier pays. Mais d'après ce qui a été dit, nous devons penser, d'accord avec M. Pugnet, (Mémoire sur les fièvres pestil. et insid. du Levant) que les défenseurs de l'Égypte et ceux de la Grèce ont également raison; que la peste ne vient pas moins de l'Égypte que de la Grèce, et de la Grèce que de l'Égypte, qu'elle s'est établie des foyers durables dans ces points opposés, et que quand l'un paroît s'éteindre, l'autre se ranime.

(2) Lind, ouvrage cité, tom. I. pag. 107.

Charpentier et Riomorte, ou la rivière de Mort, dans le golfe du Mexique, a été ainsi appelée par les Espagnols, à cause de la mortalité éprouvée par ceux de leur nation qui en différens temps avoient tenté de s'y fixer (1). Les effets de l'air insalubre sont quelquefois si prompts et si terribles dans certains parages de la mer, que des parties d'équipages qui avoient été coucher à terre dans des lieux pareils, et qui ne savoient attribuer à cette cause les maladies terribles qu'elles éprouvoient, s'imaginoient avoir été empoisonnées par les Nègres (2). Enfin combien de malheureux n'ont-ils pas fait naufrage au port ou contracté de maladies mortelles, aussitôt après avoir touché une terre étrangère qu'ils brûloient d'aborder! Pour éviter les suites fâcheuses de l'insalubrité des côtes près de ces grandes embouchures des rivières dans les possessions anglaises, ou dans les contrées où ces peuples traitoient d'affaires commerciales, *Lind* avoit senti la nécessité d'établir des vaisseaux-comptoirs, au moyen desquels on se seroit tenu en pleine mer, à quelque distance du rivage, considérant cette position comme le meilleur abri contre les maladies.

---

(1) Lind, ouvr. cité, p. 163.

(4) Ibid. p. 300.

II.

27. Les bassins naturels des étangs, tels que nous avons pris soin de les décrire, sont contraires à la salubrité, en raison de la pente douce que présentent leurs bords qui permettent aux eaux de s'étendre au loin, et d'envahir les champs voisins quand il est tombé une certaine quantité de pluie ou que la mer a débordé; car lorsque ces eaux se retirent ou s'évaporent pendant l'été, elles déposent à mesure sur les terres qu'elles abandonnent une fange épaisse et limoneuse d'une couleur noire, d'une odeur désagréable et infecte, dont nous avons assez décrit les inconvéniens. Ajoutons que les étangs qui communiquent avec la mer, déposant beaucoup de sel marin, ne peuvent permettre, de plusieurs années, la culture des céréales, et découragent l'agriculteur qui néglige les terres ainsi envahies, puis abandonnées par eux, et ne tente aucun moyen pour les défendre contre de fréquentes inondations.

28. Il est vrai pourtant qu'il y a certains étangs ou portion d'étang, celui de Thau, par exemple, dont les rives sont élevées à pic, ou qui présentent une pente rapide dans de grandes étendues. Ceux-ci sont infiniment plus salubres.

29. La forme vicieuse de ces grands réservoirs est précisément celle que le temps et la nature donnent à ceux creusés et travaillés de main d'homme, ou à d'autres bassins, lorsqu'ayant été négligés ou abandonnés, ils deviennent une source de maladies pour les habitations dont ils faisoient jadis l'agrément ou l'utilité. Si des terres, des feuilles d'arbres ou les plantes aquatiques qui y sont portées accidentellement, ne parviennent pas à les combler en grande partie, la gelée, le temps destructeur et la végétation, ne manqueront pas de démolir à la longue les murs qui contenoient les terres, de donner à leurs bords, auparavant relevés et coupés à pic, une pente douce et en talus, et à ces eaux, devenant plus abondantes, la facilité d'envahir une certaine étendue de terrein, en compensation d'une plus grande profondeur qu'on avoit voulu leur donner.

30. L'humidité qui, secondée de la chaleur, devient un moyen inépuisable de reproduction, favorise, dans le cas que nous venons de décrire, le développement d'une multitude de végétaux et d'animaux, qui, venant à pourrir à mesure que l'eau se retire ou qu'elle cesse de les couvrir suffisamment, infectent bientôt l'atmosphère.

31. Mais ce qui produit le plus sûrement, qui renouvelle chaque année, quelquefois même plusieurs fois l'année, cette circonstance fâcheuse, c'est la promptitude avec laquelle reverdissent, dès qu'elles sont de nouveau arrosées, les plantes aquatiques qui paroissent desséchées et brûlées depuis long-temps; c'est aussi la faculté qu'ont les œufs de tant d'insectes de conserver long-temps la propriété d'éclore et leurs droits à la vie, qui n'est chez eux que suspendue, jusqu'à ce qu'il se présente des circonstances favorables à l'accroissement de l'embryon. Alors, et pour ainsi dire au premier abord, on voit se développer ces êtres organisés, dont les rudimens existoient disséminés sur le rivage ou dans la profondeur des eaux, que la nature a doués d'une force singulière, qui les fait résister aux impressions des agens extérieurs, afin d'assurer la reproduction de l'espèce. Les insectes aquatiques, par exemple, qu'on a vu nager dans des fossés peu profonds et qui ont disparu dès que ces fossés ont été desséchés par le soleil, ne tardent pas à montrer leurs larves, si ces fossés sont comblés de nouveau par les pluies. Les conferves et autres plantes aquatiques entièrement desséchées, présentent un phénomène semblable. D'ailleurs, toutes les productions ne demandent

pas, pour prospérer, le concours des mêmes circonstances. Une eau abondante, nécessaire à certains végétaux ou animaux amphybies, laisse en suspens la vie de plusieurs autres, jusqu'à ce que cette eau venant à diminuer considérablement, ces premiers corps pourrissent en conservant les germes qui doivent les reproduire dans d'autres temps, et sont remplacés par d'autres végétaux et animaux dont l'existence dépendoit de la destruction de ceux-ci, qui paroissent alors sur ces masses en corruption, et viennent briller à leur tour sur la scène de la vie.

32. C'est à cause de la facilité avec laquelle certaines rivières sortent de leur lit pour se répandre au loin et laisser dans les pays voisins des eaux qui se corrompent aux premières chaleurs, que plusieurs de ces rivières infectent l'air et ne permettent pas de les habiter, même à de grandes distances. Dans le Tirol, l'Adige qui sort tous les ans de son lit, infecte l'air, au point que les habitans sont obligés de quitter leur demeure au mois de mai et de se sauver dans les maisons qu'ils ont sur les montagnes, d'où ils ne reviennent qu'au mois de septembre. Dans les pays plats de la Hongrie, la Teysse, qui sort également de son lit, et qui est fort

poissonneuse, infecte les pays voisins de ses bords, par la quantité prodigieuse de poissons morts qui flottent sur ses eaux pendant les chaleurs (1). On sait que la Hongrie renferme beaucoup d'autres rivières qui sont sujettes à se déborder, et que comme tout ce pays est plat et enfoncé, il s'y forme alors des lacs et des marais dont les eaux croupissent et infectent l'air : ces marais sont si malsains que les rivières qui y passent, et même le Danube lorsqu'il y mêle ses eaux, acquièrent un degré de corruption capable de produire des maladies épidémiques (2). Les maladies pestilentielles et épidémiques d'Égypte, proviennent pour la plupart des débordemens du Nil. Les eaux limoneuses que ce fleuve a répandu dans les terres avant que de rentrer dans son lit, ne trouvant point d'issues, s'altèrent, croupissent avec les restes d'une belle végétation qu'elle faisoit prospérer, avec les animaux divers au développement desquels a concouru un soleil ardent, qui de même élève de ces cloaques les exhalaisons les plus dangereuses.

---

(1) Zimmermann, De l'expérience en médecine, t. 2, p. 290.

(2) Lind, Maladies des Européens dans les climats chauds. Introd. p. 7.

33. Presque tous les pays incultes sortant des mains de la nature, sont malsains par la même cause; c'est ce que prouve la grande mortalité que les peuples habitant les parties les plus salubres et les mieux cultivées de l'Europe ont souffert, lorsqu'ils ont été établir des colonies dans des terres inconnues ou habitées par des peuples sauvages, et qu'ils se sont fixés de préférence près des rivières dont l'industrie de l'homme n'avoit pas encore resserré les rives par des digues qui en empêchent le débordement, ou dans des plaines humides, où les terres couvertes d'une brillante végétation faisoient présumer la fertilité, et avoient fixé les premiers cultivateurs.

III.

34. Le manque d'eau quand il n'a plu depuis long-temps, ou pas assez pour couvrir les matières corruptibles et rafraîchir les étangs, devient une puissante cause d'insalubrité; car il est reconnu, qu'autant une grande quantité d'eau est contraire à la putréfaction, autant une humidité moyenne la favorise et devient même nécessaire pour qu'elle s'opère. On doit ajouter que la corruption des eaux dormantes est, toutes choses égales d'ailleurs, en raison inverse

de leur profondeur ; il est prouvé par le fait, que les vapeurs qui s'élèvent des étangs sont d'autant plus meurtrières, que ces étangs sont très-bas et que ces vapeurs partent d'une boue délayée, dans laquelle les substances nuisibles sont plus rapprochées. On a des exemples, au contraire, de quelques endroits devenus habitables par des inondations. Certains sites, mieux que les expériences eudiométriques dont l'imperfection est connue, ont prouvé que l'air qu'on respire sur le bord des étangs, est beaucoup moins pur qu'au milieu de ces grandes nappes d'eau qui ont beaucoup de profondeur. Qui ne sait enfin, que les lacs qui ne se dessèchent jamais ou que très-peu, et dans une petite portion de leurs bords, et qui communiquent librement avec les grandes rivières qui s'y jettent ou qui les traversent, ne nuisent guère que par l'humidité qu'ils répandent dans l'atmosphère ?

35. Non-seulement un fond d'eau considérable est nécessaire pour s'opposer à la formation des gaz qui infectent l'air, mais ceux qui se sont formés et qui s'échappent au travers d'une eau plus abondante et par conséquent plus pure, s'y lavent et se purifient, avant de se répandre dans l'atmos-

phère, des miasmes putrides qui étoient combinés avec eux, et des parties les plus nuisibles de ces émanations dangereuses.

36. Aux preuves journalières qui démontrent bien clairement qu'un foyer putride reste comme en repos tant qu'il est couvert d'une quantité d'eau suffisante, nous pouvons ajouter ce fait rapporté par Sénac (1). Un lac vaste et profond, situé au pied d'une grande ville, recevoit depuis 40 ans les immondices des maisons et des rues, sans que celle-ci en ressentît aucun effet nuisible; mais dans la suite, les matières ayant comblé ces marais et paru à la surface par leur accroissement et la diminution respective des eaux, l'infection fut considérable en peu de temps et causa des fièvres d'un caractère grave. Ses ravages furent si grands, qu'au lieu de 400 individus environ qui mouroient chaque année, il en périt à cette époque près de deux mille.

Dans les dernières guerres que les Anglais firent à Batavia où ils perdirent beaucoup de monde, on remarqua que les maladies

---

(1) *De reconditâ febrium interm. tùm remit. naturâ*, p. 34.

y furent beaucoup plus meurtrières lorsque les pluies eurent cessé, et que les ardeurs du soleil eurent fait évaporer l'eau des fossés, au point que la boue commençoit à paroître à la surface, et que la fétidité qu'exhaloient ces bourbiers étoit insoutenable (1).

37. Le danger que présente la tourbe des étangs et des marais dès qu'elle cesse d'être couverte d'une eau suffisante, est encore prouvé par les trop fréquens exemples d'une mortalité effrayante qui a dévasté certaines contrées, pour avoir voulu imprudemment dessécher des marais pendant l'été, par des maladies meurtrières survenues pendant les chaleurs et dans des lieux reconnus pour salubres, peu après avoir curé des fossés, nettoyé des bassins ou desséché des bas-fonds.

38. Observons enfin, comme une chose digne de remarque, l'invasion et la cessation régulières des maladies pestilentielles endémiques en Égypte, qui commencent environ au mois de Septembre, temps du décroissement du Nil, et qui finissent dans le mois de Juin, ou vers celui du débordement.

---

(1) Notes de M. Fouquet dans sa traduction des mémoires sur les fièvres et sur la contagion, par Lind, p. 159.

39. La saison d'Automne qu'on sait ramener la salubrité dans les contrées voisines des étangs, opère ce changement heureux au moyen des pluies abondantes qui les inondent, et qui couvrent leurs eaux infectes et leurs rives impures ; indépendamment des gros vents, qui dans ces temps orageux balayent l'atmosphère, encore épurée par ces mêmes pluies qui entraînent ou précipitent avec elles les vapeurs suspectes dont elle étoit infectée.

40. L'expérience a démontré que dans certaines années, les pluies d'Été assez abondantes, avoient préservé de fièvres intermittentes ou autres maladies observées dans les pays marécageux, des contrées entières qui ordinairement en étoient infectées durant les mois les plus chauds de l'année. On pourroit donner des exemples récens et pris sur les lieux qui nous occupent. Des pluies abondantes tombées dans les mois les plus chauds des années 1806, 1807, 1808 et 1809; quelquefois assez longues pour faire germer le blé dans les aires ou pour prolonger jusqu'en Automne le battage des grains, inondèrent tellement les étangs et les marais qui les avoisinent, qu'on n'observa que très-peu de fièvres dans ces con-

trées, encore étoient-elles d'une nature bénigne. La plupart des habitans qui ignoroient la véritable cause qui les avoit ainsi préservés, cherchoient alors et de bonne foi, à justifier le pays de la réputation d'insalubrité qu'il s'est acquise depuis si long-temps.

41. Remarquons encore que les pluies sont d'autant plus salutaires, qu'elles arrivent dans le temps des plus fortes chaleurs; car c'est au moment que les marais sont à demi desséchés que l'endémie fait le plus de ravages : elle sévit alors avec d'autant plns de rigueur que les étangs ont été plus agrandis par uu Hiver et un Printemps pluvieux, et desséchés ensuite à demi par un Été chaud et sec.

42. Mais, comme nous l'avons observé, il faut que les pluies soient abondantes, car les petites pluies, quoiqu'elles rafraîchissent l'air, causent une humidité dont les suites sont également incommodes et funestes; elles humectent seulement les boues et le limon desséché, rouvrent de nouveau ses sources empoisonnées, et renouvellent les effets généraux qu'on leur connoît et qu'ils répandent dans l'économie animale. Telle est la cause qui fit périr en Amérique

quelques-unes des premières colonies espagnoles. Avant leur arrivée, le terrein étoit sec et en friche, mais dès qu'ils eurent commencé à l'arroser pour leurs plantations de sucre, il s'en éleva des vapeurs si pernicieuses, que ces colons y devinrent cachectiques et hydropiques, et moururent.

Entre autres recherches que fit M. Volta sur les terreins fangeux qui entouroient les marais, nous remarquerons les suivantes. Différens trous qu'il pratiqua et qu'il remplit d'eau, laissoient échapper du gaz inflammable à la moindre agitation. Des herbes humectées et pourries, dans lesquelles il enfonçoit et d'où il retiroit subitement sa canne, pour y présenter de suite la lumière d'une bougie, fournissoient aussi une grande quantité de ce gaz, prouvé par une flamme de couleur bleue; qui d'une part s'élevoit dans l'air, et de l'autre se prolongeoit jusqu'au fond de l'ouverture qu'il venoit de faire (1).

43. C'est par l'évaporation considérable qu'il cause, et qui laisse les étangs presque à nu,

---

(1) Lettre d'Alexandre Volta sur l'air inflammable des marais; tom. II du journal de physique par l'abbé Rozier.

que le soleil brûlant de la canicule produit tant de maladies dans les pays marécageux ; car ce n'est guère que dans les mois les plus chauds de l'année, que ces maladies règnent ou du moins ont des résultats fâcheux qu'on ne remarque ni en Hiver, ni au commencement du Printemps. Généralement on peut fixer le commencement des maladies endémiques dans les contrées voisines des étangs du Département de l'Hérault, au milieu de Mai, ou vers les premiers jours de Juin, et leur terminaison, à la fin de Septembre ou aux vendanges ; en observant néanmoins, que ces époques peuvent être avancées ou retardées dans tous les pays, selon que les pluies du printemps ont plus ou moins rempli les étangs ou bas-fonds d'où partent les exhalaisons nuisibles, et selon que les chaleurs ont commencé plutôt ou plus tard, et qu'elles sont plus ou moins fortes. D'ordinaire ces maladies ont régné depuis quelque temps dans le Midi, et y ont fait de grands ravages avant qu'elles commencent dans le Nord.

44. La durée de ces maladies, ainsi que la nature et la gravité des symptômes qui les accompagnent, peuvent se mesurer sur l'échelle graduée du thermomètre. Zimmer-

mann a judicieusement observé, que les exhalaisons marécageuses ont une tendance d'autant plus grande à la putréfaction, que les lieux d'où elles s'élèvent se trouvent situés dans des pays plus chauds ; de sorte que les exhalaisons des marais, qui en Allemagne produisent des fièvres tierces, développent des fièvres pétéchiales en Hongrie, des hémitritées en Italie, et la peste en Égypte et en Éthiopie. L'écume des eaux dormantes est aux Barbades un poison violent pour les oiseaux, les cochons et même pour les bœufs (1). La chaleur estivale du Département de l'Hérault, qui peut s'élever jusqu'à 26 ou 30 degrés du thermomètre de Réaumur, et qui se maintient toujours à une moyenne de vingt degrés au moins, est très-suffisante pour hâter l'évaporation de l'eau des étangs, pour animer la fermentation des boues qu'elle laisse à découvert, en volatiliser les produits, et favoriser de nouvelles combinaisons de ces principes délétères dont la fétidité annonce assez la qualité malfaisante.

45. Observons cependant, qu'un degré de chaleur qui surpasse de beaucoup l'humi-

---

(1) De l'expérience en médecine, tom. II, p. 287.

dité existante, peut émousser et déssécher le germe pestilentiel en tarissant cette humidité qui le protége et qui conserve toute l'activité de son venin, et brûler comme dans un foyer les corpuscules putréfiés et malfaisans qu'elle abandonne. Il est donc vrai que les lieux moins humides, mais beaucoup plus chauds, ne sont pas aussi malsains; que le soleil remédieroit en grande partie aux maux qu'il cause dans les temps de la canicule, si le ciel restoit toujours pur, sans être caché par des nuages qui affoiblissent la force de ses rayons, et si la fraîcheur des nuits ne condensoit les vapeurs élevées pendant le jour et n'augmentoit considérablement l'humidité de l'air (1). On a observé en Afrique et dans les Indes orientales, que la santé est moins en péril durant les étés, quelques chauds qu'ils puissent être, pourvu qu'ils soient secs; mais que les fièvres les plus dangereuses paroissoient dès que des pluies insuffisantes (et elles le sont presque toujours dans ces climats brûlans) coïncidoient avec les gran-

(1) Il est reconnu que l'action de la lumière et de la chaleur contribue à la pureté de l'air; que celui du jour est meilleur que celui de la nuit, et celui du midi meilleur que celui du matin. Un beau jour annonce un air pur.

des chaleurs. La peste qui régna à Alexandrie, à Rosette, à Damiette, en un mot sur toute l'étendue des côtes d'Égypte pendant le séjour de l'armée française, ne parvint pas jusques au Caire; des individus pestiférés qui y furent introduits n'y répandirent pas l'infection, parce que, comme l'observe M. Pugnet, le Caire n'étoit pas à un degré d'humidité suffisant, semblable à celui qui dominoit à Alexandrie et sur toute la côte (1). Lorsque l'hiver et le printemps ont été secs, observe M. Baumes (2), les marais sont presque desséchés avant que la chaleur ait pu en altérer l'eau; et les plantes marécageuses, au lieu de se putréfier, étant promptement brûlées par l'ardeur du soleil, les maladies sont rares ou l'endémie a moins d'activité. Dans cette année (1812) il n'y a presque point eu de fièvres dans les lieux si souvent dangereux qui nous occupent, parce que, comme l'ont très-bien remarqué nombre d'habitans, observateurs intéressés à s'éclairer sur les causes des maladies dont ils ont à souffrir, les pluies du

---

(2) Pugnet, Mémoires sur les fièvres pestilentielles et insid. du Levant, pag. 99.

(3) Mémoire couronné sur les effets des émanations marécageuses sur l'économie vivante, pag. 94.

printemps n'ayant pas été abondantes, la plupart des fossés et de grandes portions d'étang sont restés entièrement secs.

I V.

46. Le repos du liquide est une condition nécessaire pour que la putréfaction s'opère aisément. Il facilite la décomposition des corps morts, le contact des élémens qui en sont le produit et les changemens qui s'opèrent par la loi des affinités. Une atmosphère paisible qui repose sur cette masse en fermentation, sans être agitée par les mouvemens successifs qu'excitent les vents impétueux, reçoit à fur et à mesure les divers gaz qui s'élèvent de cette masse en décomposition, en même temps qu'elle lui fournit en échange d'autres principes dont le défaut altère d'autant la pureté de l'air et le rend nuisible aux animaux qui le respirent.

47. Nous voyons chaque jour les eaux dormantes favoriser le prompt développement d'une quantité de plantes aquatiques et d'insectes qui ont une disposition particulière à la putréfaction, et qui croissent et meurent avec une extrême facilité. Que l'on cesse pour un temps de tirer l'eau d'un bassin ou d'un

réservoir quelconque, lorsqu'il reste à découvert et comme à fleur de terre, ou qu'on cesse de la renouveler, de la battre et d'en séparer les dépôts qu'elle forme; bientôt les conferves les plus déliées viendront y fonder une première colonie. Les sphagnes, les fontinales et autres mousses aquatiques leur succéderont : viendront enfin des plantes parfaites et plus considérables qui s'établiront sur les premières, finiront par servir de repaire aux amphybies et aux reptiles que doit attirer cet état de choses. En résultat, la destruction inévitable de tant de matières végétales et animales, ne permettra plus d'aborder ces réservoirs de corruption et d'infection, dont l'influence malfaisante s'étendra à de grandes distances.

48. Si d'une part le repos du liquide favorise la putréfaction et la formation des gaz infects, de l'autre un mouvement peu considérable communiqué aux étangs peu profonds après un long repos, produit les effets les plus fâcheux, en favorisant le dégagement de ces gaz retenus dans l'eau, ou interposés dans la masse en fermentation, et délayant la vase qui avoit gagné le fond. C'est pour cela que les vents d'Est et du Sud, qui agitent l'eau des étangs, sont généralement si funestes.

SECTION TROISIÈME.

De la nature des gaz délétères qui émanent des Étangs.

49. Nous nous sommes occupés jusqu'à présent des diverses causes qui contribuent aux exhalaisons malfaisantes qui s'élèvent des étangs, sans avoir rien dit de leur nature, ni cherché à connoître les élémens de ces substances dangereuses. Mais comment oserions-nous l'entreprendre, persuadé comme nous le sommes, de la presque impossibilité de faire une analyse satisfaisante de l'atmosphère des marais, et de l'inutilité de pareilles analyses, pour mieux atteindre le but que nous nous proposons ?

50. Le flambeau de la chimie, dirigé vers la connoissance de l'air marécageux, se borne à la découverte de quelques gaz susceptibles de certaines combinaisons entre eux, et capables de dissoudre diverses substances désignées et connues dans nos laboratoires. Mais la funeste influence de l'air des marais doit être moins attribuée à ces divers gaz simples ou combinés, et tels que nous les connoissons, qu'aux particules des matières corruptibles qu'ils élèvent avec eux et que l'air chargé

d'humidité, peut tenir en suspens. Si donc l'air atmosphérique accueille, soutient et charrie tant de substances hétérogènes, quelquefois d'une pesanteur et d'un volume assez considérable, comment connoître autrement que par leurs effets la nature de ces miasmes marécageux, qui diffèrent entre eux à l'infini par leur ténuité, leur volatilité et leur activité, et selon que la qualité de la masse en putréfaction d'où ils émanent, varie par les différentes espèces de substances végétales ou animales qui la composent, ou par les diverses proportions de ces substances ? « L'atmos-
» phère, dit le savant Muschenbroëck, peut
» être regardée comme une espèce de labo-
» ratoire, le plus parfait et le mieux garni
» qu'on puisse voir, et dans lequel il se
» rassemble beaucoup plus de différentes es-
» pèces d'huiles, de sels, d'eau et d'autres
» corps que dans aucun de nos laboratoires,
» et où l'on trouve différens produits, tels que
» personne n'en a jamais vus ni connus (1). »

Si pour ajouter aux circonstances déjà trop nombreuses qui peuvent altérer la pureté de l'air, nous admettons avec Lancisi et tant

---

(1) §. 2285, édition de M. Lafond.

d'autres médecins et physiciens célèbres, les miasmes animés, dont on ne sauroit solidement contester l'existence, qui peuvent se développer dans ces masses en putréfaction, et élever dans l'air des germes en état d'y subsister et de s'y développer; il sera aisé de prévoir combien de modifications peut éprouver l'atmosphère des étangs, dont la connoissance aussi variée qu'extraordinaire est bien au-dessus de notre portée. Elle varie avec tant de facilité et de promptitude, qu'on lui connoît, d'un jour à l'autre, une manière d'agir différente. Le mauvais air, en effet, est tantôt funeste à une espèce d'animaux, tantôt à une autre. Quelquefois il n'y a que l'homme qui en soit incommodé, d'autres fois l'homme et les animaux en souffrent en même temps.

51. Il nous resteroit à dire un mot sur les eudiomètres, au moyen desquels on a cherché à comparer les qualités de l'air recueilli en divers lieux; mais déjà plusieurs physiciens ont prouvé, par des expériences réitérées, l'imperfection de ces instrumens; que l'air pris dans les lieux les plus infects des marais, et comparé au moyen de ces eudiomètres avec celui des hautes montagnes couvertes de neige ou d'une brillante végétation, pa-

roissoit au même degré de salubrité, quelquefois même plus pur que ce dernier (1). Gattoni a consigné dans un Mémoire, une observation de ce genre qui est frappante. Il ne paroît pas non plus que les *hygro-eudiomètres* proposés par l'académie *del Cimento*, par *Vassali* et par le docteur *Alibert*, quoique plus directement appropriés à l'objet des recherches qu'on se propose, promettent, même de l'aveu de ce dernier, de grandes lumières et des résultats beaucoup plus satisfaisans (2).

SECTION QUATRIÈME.

DES EFFETS LES PLUS REMARQUABLES DE L'AIR MARÉCAGEUX SUR LE CORPS HUMAIN.

52. Si les gaz, source de l'infection, étoient constamment versés dans la même atmos-

(1) L'air marécageux et celui des montagnes peuvent réellement contenir la même dose d'oxygène; mais celui des plaines marécageuses, est, comme nous l'avons dit, imprégné d'atomes putrides et délétères qui se conservent et se fortifient dans cet air chaud et humide. Celui des montagnes au contraire, outre qu'il n'est point exposé aux mêmes inconvéniens, se maintient dans un certain état d'élasticité et de fraîcheur qui le rendent en été aussi agréable que salubre. Or, l'eudiomètre ni l'hygro-eudiomètre ne peuvent rendre ces différences.

(2) Alibert, Traité des fièvres pernicieuses. p. 280.

phère, de telle sorte, que celle-ci qui dans sa vaste étendue est plus ou moins agitée ou renouvelée par les vents, put rester quelque temps dans un état parfait de stagnation, on ne peut nier que ses effets sur les corps qui le respirent, ne fussent ceux de l'asphyxie (1). Or, attendu qu'en été et durant les plus fortes chaleurs, les vents se taisent pour l'ordinaire dans les climats méridionaux, ou qu'ils sont rarement assez impétueux pour renouveler dans une étendue suffisante la couche d'air atmosphérique qui repose sur les étangs et ses environs, pour la pousser au loin et la remplacer par d'autres, il faut nécessairement

---

(1) Lancisi rapporte que les eaux du Tibre ayant débordé dans un tombeau situé dans le voisinage de ce fleuve, avoit laissé en s'infiltrant au travers des terres et en se retirant de ce tombeau qui depuis longtemps n'avoit reçu aucun corps, une boue délayée tellement infecte, qu'un homme qui avoit été l'ouvrir au commencement de l'été, pour y déposer les restes d'un Religieux, y fut asphyxié ; qu'un autre malheureux qui avoit été pour chercher ou secourir celui qui y étoit descendu le premier, y fut asphyxié également ; et qu'il en auroit péri un plus grand nombre, si le troisième plus prudent, et qui connoissoit le danger, n'eût pris certaines précautions malgré lesquelles il eut peine à en réchapper. (Lancisi *De nox. pal. effluv. lib. II. Epid. I. cap. II*).

que cet air raréfié, en même temps que chargé de vapeurs humides et méphitiques qui se sont élevées pendant la chaleur du jour, puis condensées par la retraite subite d'une certaine quantité de calorique pendant la fraîcheur des nuits, et qui se trouve moins élastique et plus lourd en raison de son impureté; retombe de son propre poids, pour s'asseoir sur ces eaux infectes dont il est en partie saturé, ou dans les lieux voisins à des distances proportionnées à la force des vents, à la forme, à l'élévation des collines ou à l'épaisseur des bois, qui, comme autant de barrières posées par la nature, renferment et contiennent cet air malsain ou ces brouillards dangereux.

53. L'air atmosphérique, long-temps en stagnation et soumis à l'influence permanente des causes qui tendent à l'altérer de plus en plus et à lui faire perdre son ressort, s'il n'acquiert pas un degré de dépravation suffisant pour causer l'asphyxie (1), décide néan-

(1) « Un homme de trente-cinq ans, natif d'une « ville située sur les montagnes, et en apparence bien « constitué, se trouvant employé en 1778, parmi « ceux qui levoient la dîme du blé dans une ville « voisine de marais, voulut, en attendant que des

moins dans le corps humain des effets qui n'en diffèrent que par leur intensité. Toutes les maladies observées dans les contrées marécageuses et qu'on peut raisonnablement attribuer à l'air infect de ces lieux, nous présentent en moins ce que présente en plus l'asphyxie causée par les vapeurs méphitiques. Les unes et les autres reconnoissent les mêmes causes, c'est-à-dire, outre le défaut d'une quantité suffisante du principe éminemment respirable qui manque aux organes de la respiration, l'action des gaz délétères qui

---

« moissonneurs eussent rempli leurs fonctions pour « commencer les siennes, profiter de ce temps d'inac- « tion pour se reposer au bord d'un fossé rempli de « vase à demi desséchée et ombragée de saules, dans « une campagne marécageuse; il s'endormit et passa « des douceurs du sommeil dans les bras de la mort. « Cet homme périt infailliblement asphyxié par les « gaz qui s'élevoient des fossés voisins; car il n'avoit « pas fait la moindre débauche, et ne se plaignoit de « rien avant d'aller aux champs : son corps étoit sain « et l'on ne trouva à l'ouverture du cadavre aucune « lésion, si l'on n'en excepte un engorgement des « vaisseaux de la tête, de ceux du poumon, et un « léger emphysème dans les tégumens qui recouvrent « le cou et le devant de la poitrine. » (Baumes, mém. cité, pag. 60). On ne manque pas d'autres exemples de suffocation et de mort subite par l'effet des émanations des lieux marécageux.

portent une atteinte directe à l'économie animale, qui passent dans le sang par le mécanisme de la respiration et de la même manière que s'y insinue et s'y combine le gaz oxigène de l'air atmosphérique. Ces substances aériformes agissent d'une manière pernicieuse sur les nerfs, suivent le torrent de la circulation, et portent fort au loin leurs effets dangereux. Dirigeant leur première et leur principale influence sur le cerveau et sur le système nerveux cérébral, elles agissent nécessairement sur tous les organes de la vie animale qui en dépendent.

54. Non-seulement la connoissance de l'air marécageux, comme cause irritante et sédative qui développe ces maladies, et les symptômes qui les caractérisent, prouvent un affoiblissement radical du principe de vie et les fortes atteintes qui lui sont portées ; mais le traitement qui leur convient et l'autopsie cadavérique le prouvent aussi évidemment. Cette dernière a souvent démontré chez les individus qui avoient succombé aux maladies épidémiques produites par l'air marécageux, un état variqueux du cerveau et des épanchemens séreux et sanguins entre la dure, la pie-mère et les ventricules : on a observé aussi d'autres épanchemens ou des lésions

graves dans d'autres parties de cet organe (1) et dans ceux de la respiration.

55. Mais ces effets de l'air marécageux sont plus ou moins prompts, plus ou moins funestes; ils varient par l'intensité des symptômes et se rapprochent dans les mêmes proportions de ceux de l'asphyxie causée par les vapeurs méphitiques, selon que l'air est plus ou moins vicié ou chargé d'émanations, qu'une température plus ou moins chaude rend plus ou moins nuisibles; suivant encore que l'âge, le sexe, le tempérament, la manière de vivre et le degré de susceptibilité des individus, ou l'habitude que certains ont de respirer cet air insalubre, les trouvent plus ou moins sensibles à son action délétère; ou que cet air infect les attaque d'une manière plus directe, lorsque les habitations sont construites de manière à permettre un accès facile aux miasmes; ce qui arrive lorsque ces mêmes habitations sont voisines des lieux d'où ils s'élèvent, ou bien ouvertes aux vents de mer qui les poussent et qui en remplissent toutes les cavités. Les habitans du port de Corcyre recevoient les miasmes pes-

(1) Voy. Lancisi, ouvr. cité. tom. I. pag. 162, 230.

tilentiels par les fenêtres qui étoient ouvertes du côté du Sud ; Varron les fit fermer, et les maladies cessèrent. Lancisi a observé que les symptômes des maladies épidémiques causées par l'air marécageux varioient, non-seulement en raison des tempéramens, mais selon que les malades habitoient certains quartiers ou certaines maisons différemment situées dans la même ville, et qu'ils recevoient de plus près les coups portés par ces miasmes dangereux (1). Pringle a reconnu que l'intensité des fièvres étoit relative à la nature du sol et des émanations nuisibles qui s'en élèvent.

56. Remarquons que c'est pendant les plus fortes chaleurs de la canicule ou aux approches de l'automne, lorsque le concours des causes que j'ai déjà fait connoître rendent plus insalubre, plus virulent, l'air qu'on

(1) Lind fait mention d'un hôpital aussi vaste que magnifique, qu'on avoit construit à grands frais dans le climat de la Jamaïque ; mais qu'on fut obligé de remplacer par un autre élevé en meilleur air, parce que le premier se trouvant auprès d'un marais dont les exhalaisons remplissoient l'hôpital, les fièvres les plus simples et les indispositions les plus légères se changeoient souvent en fièvres malignes. La plus petite irrégularité dans le régime déterminoit une rechûte. (ouvrage cité).

respire dans ces lieux dangereux, que règnent ces maladies terribles dont l'invasion subite annonce dès le début la malignité par des symptômes extraordinaires et mortels (1). Parmi les plus frappans, nous en remarquerons quelques-uns qu'on observe communément dans la pratique, comme prouvant le mieux cette action immédiate des gaz délétères, sur les principes de la sensibilité et de l'irritabilité; savoir, les étourdissemens, les lassitudes spontanées, les syncopes, les fréquentes lipothymies, la petitesse et l'inégalité du pouls, l'oppression de poitrine, la face apoplectique et cadavéreuse de quelques malades, la prostration totale de forces, l'assoupissement, le délire, les soubresauts des tendons, les vomissemens convulsifs, les

(1) Ces maladies prennent pour l'ordinaire la forme de fièvres intermittentes ou rémittentes, sujettes à commencer avec peu de rémission et à devenir continues. C'est une observation de Pringle, que la putréfaction des matières végétales et animales dans un air sec, cause des fièvres malignes continues; tandis que dans une atmosphère humide, les exhalaisons qui s'élèvent de ces matières putrides sont plus disposées à causer des redoublemens et des rémissions.

douleurs gravatives de la tête (1), etc. phéno-

(1) Quelques malades atteints de la fièvre rémittente pendant la guerre que les Anglais essuyèrent à Batavia, se trouvoient saisis subitement de délire et mouroient dans le premier accès, mais aucun ne survivoit au troisième. (Lind, mémoire sur la contagion, dans les notes de M. Fouquet, p. 260.)

Pringle donne l'histoire d'une épidémie par l'air marécageux, dans laquelle on vit plusieurs exemples d'un mal de tête si subit et si violent, que sans aucune plainte antérieure ceux qui en étoient attaqués couroient de côté et d'autre comme des furieux, jusqu'à ce que la fin de l'accès occasioné par une sueur, et ses retours périodiques, fit découvrir la vraie nature de leur délire: d'autres étoient subitement attaqués de frénésie, et s'ils revenoient à la raison, ils se plaignoient d'un violent mal de tête, d'une soif ou d'une chaleur brûlante; ils avoient des vertiges et étoient près de tomber en foiblesse, s'ils vouloient se mettre sur leur séant. (Pringle, malad. des arm.)

Targioni manqua d'éprouver les funestes effets du mauvais air près de Campifasso. Il sentoit déjà l'assoupissement, la difficulté de respirer et la foiblesse qui en résultent. Il se sauva sur des hauteurs où l'air étoit libre, et se rétablit.

Il régna, en 1717, dans le bourg de Stanz du canton d'Underwald, et par l'effet des émanations des marais considérables qui n'étoient pas éloignés de ce bourg, une fièvre tierce si maligne, que les malades en périssoient subitement au second accès, avec un mal

mènes qui accompagnent pour la plupart l'asphyxie causée par les vapeurs du charbon et par d'autres gaz vénéneux quand elle n'est pas promptement mortelle, ou qui succèdent communément chez les asphyxiés qui ayant échappé à la suffocation, conservent plus ou moins long-temps dans les fonctions intellectuelles ou dans les mouvemens volontaires, diverses altérations de ce genre qui ont évidemment leur siége dans le cerveau.

57. Mais les effets de ces émanations marécageuses sont rarement aussi terribles; et soit que le plus souvent elles aient moins

---

de tête énorme et une oppression extrême de poitrine. (Zimm. t. II, p. 289.)

Lancisi parle de ces maux de tête dont étoient promptement affectés les habitans de divers lieux heureusement situés, lorsqu'ils se promenoient ou même ne faisoient que passer auprès des eaux bourbeuses et stagnantes. Il rapporte notamment ce qu'il avoit appris d'un prélat respectable qui fut obligé de s'abstenir pour un temps d'un chemin qu'il avoit coutume de suivre chaque jour, attendu qu'il étoit subitement atteint et tourmenté pendant plusieurs heures d'une douleur de tête très-violente, dès le moment qu'il venoit de passer devant un vaste fossé qui contenoit des eaux en putréfaction et d'une odeur infecte. (Ouvr. cité, l. II. Épid. I. c. II.)

de virulence et d'activité, soit qu'il se trouve des individus assez heureusement conformés pour que les organes les plus essentiels à leur conservation résistent mieux à l'action de ces gaz délétères, il arrive le plus ordinairement que les maladies aiguës ou les fièvres d'accès que ces gaz développent, se présentent sous des formes plus bénignes. La nature dans plusieurs cas pourroit se suffire à elle-même, développer les mouvemens et les actions nécessaires pour détruire la cause et les produits morbifiques.

58. D'autres fois la cause de la maladie agit plus lentement et la nature trompée et moins sensible, s'accoutume pour-ainsi-dire à l'impression que cette cause fait sur les organes : alors le mal fait des progrès sans qu'elle semble s'en apercevoir. Ce n'est qu'insensiblement que les solides sont relâchés et affoiblis, que les liqueurs moins élaborées se dépravent par le défaut des forces digestives et expultrices, et par la stagnation des matières des sécrétions et des excrétions. Les vaisseaux foibles et relâchés ne font pas alors éprouver une action suffisante aux fluides qu'ils contiennent ; la circulation ralentie n'est pas assez forte pour entretenir la chaleur vitale, et pour opérer la sanguification ; la

lymphe et la sérosité coulent avec peine dans les plus petits vaisseaux, s'y arrêtent, y séjournent, les distendent : et de ces désordres variés résultent des maladies d'un autre genre, dont les suites sont souvent funestes, entre autres diverses espèces d'ictères, de cachexies et d'affections cutanées, le scorbut des marais, la leucophelgmasie, etc. maladies, communément liées d'une manière intime avec les fièvres intermittentes, auxquelles elles succèdent ou qui règnent dans le même temps.

59. Terminons le tableau des atteintes que les principes insalubres portent à la santé par cette observation, qu'il est des circonstances qui font que ces atteintes ne sont pas directes; que la santé n'en paroît pas notablement dérangée. Leur influence sur les viscères de la digestion occasionne seulement des indigestions, du dégoût ou de l'aversion pour les alimens. La plupart de ceux qui en sont ainsi affectés, remarque Lind, paroissent comme hébétés ou délirent sourdement. Par intervalles les étrangers qui n'y sont point accoutumés, se sentent oppressés, tombent dans l'accablement, deviennent lourds, enclins à la paresse, ont une pente irrésistible au repos et au sommeil, et fréquemment se plaignent

de céphalalgie, leurs facultés intellectuelles, et particulièrement leur mémoire, s'affoiblissent sensiblement.

60. Tels sont les effets les plus ordinaires de l'air marécageux, auquel il est si difficile et même impossible de se soustraire dans certains pays. Et comment en effet pourroit-on se mettre à l'abri de ces principes pernicieux qui passent dans le poumon avec l'air que nous ne pouvons repousser et auquel ils sont unis? Les effets nuisibles de ces miasmes qui nous pénètrent par la peau et par l'œsophage, sont très-dangereux sans doute; mais nous regardons comme bien plus funestes encore et plus difficiles à arrêter, les atteintes qu'ils portent à notre économie par leur action constamment dirigée vers l'organe pulmonaire qu'ils pénètrent avec la plus grande facilité (1). L'air infect

(1) Lind, Rouppe, et plusieurs autres médecins aussi recommandables, semblent n'admettre d'autre voie pour l'introduction des miasmes qui produisent les fièvres, que celle de l'estomac où ces corpuscules nuisibles exercent d'abord leur activité. Mais supposé que cela fut ainsi, attendu, 1.° que la bouche et la langue constamment humectées hument sans cesse, au passage de l'air nécessaire à la respiration, une partie des mias-

qui arrive lorsque nous le respirons jusques aux extrémités des bronches, attaque plus directement nos parties les plus sensibles et les plus délicates; il se met en contact et se combine à chaque inspiration avec le sang qui passe à grands flots dans les poumons avant de parcourir et de pénétrer de nouveau dans toutes les parties de notre corps. Ces miasmes portent en même temps une atteinte funeste aux nerfs qui se distribuent dans les organes de la respiration. Non-seule- à mesure qu'ils en sont pénétrés, ces nerfs perdent une partie de leur énergie, mais en raison de leur communication avec d'autres nerfs et de la sympathie qu'ils entretiennent avec des parties plus éloignées, particulièrement avec la région épigastrique,

---

mes délétères qu'il contient et avec lesquels il est en contact; 2.° que la salive qui se renouvelle sans cesse et que la bouche exprime à chaque instant pour la pousser dans l'estomac, amène constamment de nouveaux miasmes par cette déglutition inévitable; il n'est pas douteux que ce seroit toujours par le mécanisme de la respiration que cette introduction auroit lieu dans l'estomac. La promptitude avec laquelle sont saisis les étrangers qui ne font que passer par ces lieux diffamés, prouve davantage en faveur de ce mode d'introduction et de lésion des miasmes par la voie de l'organe pulmonaire.

l'influence de ce gaz se prolonge jusque vers ce centre important, dont la sphère vitale rayonne avec tant d'énergie et embrasse tous les organes soumis à son influence. De là, le désordre introduit dans les opérations de tant de viscères, notamment du foie, de la rate, du pancréas, de l'estomac, des intestins, etc. et les maladies nombreuses qui sont une suite inévitable du trouble de leurs fonctions.

61. Revenant aux effets de l'habitude qui rendent l'homme moins sensible aux influences de l'air marécageux auxquelles il est journellement exposé; nul doute que celui qui l'a respiré long-temps en est moins souvent et moins vivement affecté. L'habitude endurcit tellement contre les qualités vicieuses de l'air, qu'on a eu occasion d'observer que son usage pouvoit même devenir nécessaire à ceux qui l'avoient respiré long-temps (1).

(1) Sanctorius rapporte qu'un homme qui avoit vécu longues années dans un cachot, sortoit à peine de ce lieu dont l'air étoit infect, qu'il fut atteint d'une fièvre maligne, qu'en ayant réchappé, il ne put revenir dans un état parfait de santé jusqu'à ce qu'ayant été renfermé dans la même prison pour un nouveau délit, il se rétablit entièrement. Il est fait mention dans l'Encyclopédie d'un fait semblable. Une sœur de l'hôtel-dieu alloit chaque année voir sa

L'habitant des pays marécageux résiste donc mieux à la maladie endémique, de la même manière que ceux qui vivent habituellement dans les hôpitaux et dans les prisons, y contractent moins aisément les maladies régnantes, et de la même manière encore que les contagions sont moins dangereuses dans les pays qui leur donnent naissance que dans ceux où elles sont accidentellement transférées, ainsi qu'on l'a particulièrement remarqué pour la fièvre jaune des Indes occidentales, qui affecte plus rarement et moins violemment les naturels du pays, tandis qu'elle est très-funeste aux Européens (1).

---

famille à Saint-Germain-en Laye, elle y tomboit toujours malade, et ne guérissoit qu'en venant respirer l'air de cet hôpital.

(1) C'est en s'exposant peu-à-peu et par degrés aux atteintes de la contagion de Damiette, et s'élevant ainsi à une espèce d'insensibilité, que plusieurs infirmiers ou servans, d'ailleurs sains, qui n'avoient pas de dispositions marquées à la contagion, se mettoient dans le cas de ne plus rien craindre. Ils n'avoient d'abord qu'un malade à soigner, puis deux, puis trois, cinq, huit; etc. Dans le commencement, ils multiplioient les lotions en raison des attouchemens; ils les répétoient ensuite. Enfin, ils s'exposoient à tout avec fort peu de précautions. Ceux au contraire qui se précipitoient aveuglément dans cette carrière de dangers, ne tardoient pas à subir la peine due à leur imprudence (Pugnet, ouv. cité, p. 181.)

62. Nous pourrions au contraire prouver par une infinité d'exemples, les effets prompts et terribles des miasmes marécageux sur les étrangers ou les personnes accoutumées à respirer un air pur, et qui ont été vivement affectées pour n'avoir fait qu'approcher ces lieux infectés dans une saison peu favorable.

Lancisi rapporte que sur environ trente personnes de l'un et de l'autre sexe, de familles nobles et distinguées de Rome, qui avoient été, dans les premiers jours de Juin, se promener vers l'embouchure du Tibre, toutes, hors une seule, furent attaquées de fièvres tierces par l'effet du vent du Midi qui changea subitement et souffla sur les marais. Encore observe-t-il que celui qui fut préservé, ne dut cet avantage qu'à quelques précautions utiles pour se défendre contre l'impression du mauvais air (1).

M. Baumes rapporte que quatre étrangers également sains et se portant bien, ayant été visiter, en passant, une place nouvellement pratiquée sur un sol marécageux, le matin au lever du soleil, furent atteints l'un de la dyssenterie, et les trois autres d'une fièvre rémittente maligne ; maladies qui mirent ces quatre infortunés en grand péril (2).

---

(1) Ouvr. cité, Lib. I. pars II, cap. VII, § VIII.
(2) Ouvr. cité, p. 76.

Pour ne pas multiplier les exemples, je terminerai par celui dont j'ai été le témoin. Trois personnes de ma connoissance ayant été prendre les bains d'une eau minérale dans un lieu voisin des étangs, y contractèrent dès les premiers jours de leur arrivée, une fièvre rémittente maligne d'un si mauvais caractère, que deux d'entre elles en furent les victimes, quoique confiées aux soins d'un médecin habile et expérimenté. La troisième ne réchappa qu'avec peine au danger de la maladie, et à une anasarque qui en fut la suite et dont elle ne guérit que long-temps après.

63. Il est cependant quelques hommes privilégiés, qui, quoique auparavant habitués à respirer un air pur, semblent inabordables à l'action des gaz qui s'élèvent des marais, la première fois même qu'ils les respirent et dans la plus mauvaise saison de l'année. A quoi attribuer les avantages dont jouissent ces hommes qui semblent inabordables à l'endémie, et qui l'affrontent impunément, si ce n'est à une certaine force ou résistance de la nature conservatrice, à une disposition ou énergie particulière des nerfs, qui fait qu'ils rejettent le délétère avec l'air expiré, ou bien qu'ils digèrent ces miasmes qui peut-être aussi filtrent au

travers du corps, s'échappent par la transpiration ou par toute autre excrétion, sans avoir atteint ou affecté sensiblement les principes de la vie ?

64. A l'appui de l'opinion que nous venons d'émettre, nous citerons comme résultat de plusieurs observations, le fait, que si cette bienveillance de la nature vient à cesser, l'accord et l'harmonie général à se troubler, et l'exercice des fonctions à se suspendre par une indisposition subite, soit par suite d'un accident imprévu, comme une chûte, une indigestion, une transpiration supprimée, un accès de colère ou quelque peine accablante, soit en vertu de quelque autre impulsion assez vive pour maîtriser le principe de la sensibilité (1); on voit alors ces indispositions et ces accidens, se compliquer de la maladie endémique, se transformer en elle, et cette même maladie devenir plus dangereuse, plus promptement mortelle pour ces individus.

Lind a vu plusieurs mariniers qui avoient

(1) L'émétique ou tout autre remède assez énergique pris par précaution, peut par ce motif devenir extrêmement dangereux.

servi à bord de vaisseaux infectés, attaqués après quelques jours de leur débarquement, de la même espèce de fièvre que celle qui régnoit sur ces vaisseaux, ce qui leur étoit arrivé, dit-il, pour avoir mangé et bu immodérément, pour avoir eu des disputes entre eux, ou avoir commis quelques excès dans ce genre. Sur deux cents malades sortis des vaisseaux infectés venant de l'Amérique Septentrionale, il y en eut plus de vingt qui après être restés quelques jours dans l'hôpital, furent attaqués de la même espèce de fiévre que celle qui régnoit dans les vaisseaux sur lesquels ils servoient, quoiqu'à leur réception dans cet hôpital, on les eût jugés atteints de toute autre maladie. Un marinier, par exemple, qui avoit servi sur le vaisseau le Neptune, ayant été placé, à cause d'une plaie qu'il avoit à la jambe, dans la salle des blessés qu'on avoit soin de tenir fort propre, fut pendant dix jours sans se plaindre d'aucune autre incommodité que de sa plaie; mais qu'ayant trouvé le moyen de se faire apporter furtivement du vin dont il but outre mesure, ce qui le porta à se disputer vivement avec ses camarades, il se trouva le lendemain attaqué d'une maladie que Lind reconnut pour être une fièvre maligne d'une même espèce que celle qui infectoit le vaisseau d'où il sortoit. (Lind, Mém. sur les fièvres et sur la contagion, trad. de M. Fouquet, p. 108, 9.)

Le D.r Pugnet s'est convaincu pendant la contagion de Damiette, et par le rapport bien circonstancié des malades, que la plus grande partie de ceux qui avoient été infectés, avoient fait des excès en vins, liqueurs ou eau-de-vie, immédiatement avant de se ressentir de l'infection ; que c'étoit ordinairement lorsque leur ivresse ou autre effet extraordinaire de leur intempérance commençoit à se dissiper, qu'ils se trouvoient atteints de la maladie, et que les accidens étoient d'autant plus graves, que leur cause occasionelle, c'est-à-dire, l'excès de la boisson, avoit été plus considérable. (Ouvr. cité, p. 177).

SECTION CINQUIÈME.

DES CIRCONSTANCES QUI MAINTIENNENT, QUI FORTIFIENT LES VAPEURS NUISIBLES QUI S'ÉLÈVENT DES ÉTANGS, ET QUI AJOUTENT A LEUR ACTIVITÉ.

65. La chaleur, cet agent qui contribue avec tant d'énergie à infecter l'air à mesure qu'elle évapore plus complétement l'eau des étangs, favorise de même la dissolution ou la combinaison des émanations septiques. Le soleil les élève, les répand en les attirant à

lui et en raréfiant l'air atmosphérique, qui alors plus léger, quoique chargé de principes malfaisans, cède aussi plus aisément à la moindre impulsion, et se remplace ou se renouvelle plutôt sur ces eaux en putréfaction dont il charrie les produits.

66. Dans ces temps, ou seulement lorsque cet astre règne sur l'horizon, l'approche des étangs et des terres qui les avoisinent présente moins de danger, parce que l'action des gaz qui sont dispersés et qui occupent une espace plus vaste, est alors fort affoiblie. Il en est tout autrement après le coucher du soleil surtout quand les soirées sont un peu fraîches et les vents assez calmes ; car ces vapeurs infectes étant alors plus rapprochées ou contenues dans un espace moindre, font qu'on avale le poison à plus grande dose : de même qu'au déclin du jour et avant le lever du soleil, on goûte mieux avec l'air qu'on respire dans la campagne, le parfum des fleurs et des fruits odorans dont elle est parée. Le refroidissement subit de l'atmosphère en été est d'autant plus dangereux auprès de ces rives impures, qu'on désire et qu'on recherche davantage l'air frais dans cette saison, et qu'on s'y expose volontiers.

67. Ces vapeurs condensées ou brouillards épais et de mauvaise odeur, sont fréquemment balayés et poussés de tous les côtés par les vents dont ils semblent le jouet, qui leur font parcourir, presque à fleur de terre, les contrées voisines des étangs, et les portent à des distances plus ou moins considérables. Il arrive alors, tantôt qu'ils sont arrêtés par des hauteurs ou collines qui leur défendent l'accès de divers pays et les forcent à prendre une autre direction; tantôt qu'ils rencontrent des bois qui, en même temps qu'ils les attirent ou les condensent, suspendent ou ralentissent leur marche; ou encore des terreins bas et humides qui les attirent également et sur lesquels ils se reposent. Cependant, si tout-à-coup quelque vent s'élève sur un point différent et opposé de l'horizon, il peut brusquement changer la direction de ces brouillards, et même s'il est impétueux les disperser tout-à-fait. On a vu ces vapeurs traverser une étendue immense de pays, arriver dans les contrées réputées les plus salubres, portées sur l'aile même des vents qui leur étoient les plus favorables, et répandre le germe de maladies, d'autant plus dangereuses, qu'on étoit bien loin d'en soupçonner la véritable cause.

68. Quelques observations recueillies dans nos contrées, viennent à l'appui de ce qui vient d'être établi. Une maladie épidémique portoit ses ravages dans la ville de Meyrueis et ses environs; M. Tandon, médecin de Montpellier, ayant été envoyé sur les lieux, reconnut que cette épidemie étoit due aux pluies excessives du mois de mai, qui avoient grossi les étangs et inondé les fossés et les vallons; il remarqua en outre, que les habitans des montagnes sentirent bien davantage les effets de ce fléau, à raison de ce que les vents de mer qui avoient eu un long règne avoient transporté les miasmes sur ses lieux élevés. Une autre observation de ce genre a été faite par M. Banau dans un autre canton de la Province. Un village situé dans une montagne, fut dépeuplé par une maladie épidémique, tandis que les habitans des vallons en furent exempts (1).

69. Le gaz marécageux est si volatil, qu'il se fait sentir au loin dans l'instant même qu'il s'élève, et il s'étend avec une telle facilité que même sans le secours des vents il peut se porter à de grandes distances.

70. Si, comme nous venons de l'observer, les émanations des marais se répandent avec

(1) Mém. sur les Épid. de Languedoc, p. 22.

d'autant plus de facilité dans l'atmosphère, que celle-ci est plus échauffée et raréfiée par le choc des rayons solaires, qu'on voit dissiper ainsi les brouillards les plus épais; nous devons considérer toute cause d'humidité dans le voisinage des étangs ou partout où est transporté l'air marécageux, comme un lien qui retient et perpétue l'infection; ou comme un véhicule dans lequel elle se conserve et se fortifie. Or il est dans le voisinage des étangs certains amas d'eaux, formant la plupart comme autant de petits marais qui entretiennent une grande humidité, ou qui élèvent des vapeurs aqueuses capables, non-seulement de recevoir et de conserver les miasmes qui flottent dans l'air, mais encore d'ajouter à leur principe dangereux. Cette humidité est considérable dans le voisinage des étangs, à cause du cours ralenti de certaines rivières aux approches de leur embouchure (§. 25), surtout lorsque ce ralentissement résulte des nombreuses saignées faites pour arroser des prairies très-étendues, qui pour la plupart entourées d'arbres touffus et notamment de saules, renferment et retiennent chacune, comme autant de compartimens, les vapeurs que le soleil a élevées au milieu du jour, ou les brouillards épais qu'il ne peut dissiper. Ajoutons, que ces arbres empêchent également l'action des vents qui pourroient les disperser et les porter à de grandes distances. Les maladies meurtrières et trop fréquentes qui affligent les habitans du lieu de Lattes et des campagnes voisines, doivent être principalement rapportées à cette cause.

71. C'est surtout dans ces lieux bas et renfermés, que l'humidité considérable conspire avec la chaleur, pour rendre plus malfaisantes les exhalaisons qui saturent sans cesse cet air en stagnation. La mortalité dans ces pays est presque toujours à raison de l'humidité des lieux ; c'est ce qu'on observe en Hongrie, où l'air est presque toujours humide et d'une chaleur étouffante, qui fait que ces contrées passent, à juste titre, pour une des plus malsaines de l'Europe et même du Monde entier. Les fièvres intermittentes assez fréquentes sur le bord des lacs de la Suisse, sont néanmoins beaucoup plus rares, observe Zimmermann, lorsque ces lacs, plus avantageusement exposés, ne se trouvent point dans des enfoncemens, c'est-à-dire, entourés de tout côté par des montagnes.

Nous connoissons une rivière (le Lez) très-fiévreuse sur plusieurs points de son cours, lorsque ses eaux sont basses pendant les chaleurs de l'été ; elle nous a fourni l'occasion d'observer, dans le cours de plusieurs années, que la fréquence et la durée des fièvres qu'on observe chez les riverains, ainsi que la gravité des symptômes qu'elles présentent, varioient dans les divers lieux qui reçoivent les atteintes de ces émanations malfaisantes, selon les diverses situations plus ou moins propres à entretenir dans l'atmosphère divers degrés d'humidité. Ainsi, le voisinage de cette rivière est assez salubre, partout où ces bords bien à découvert permettent un libre accès aux vents et aux rayons du soleil. Il est pernicieux au contraire, là, où ses rives sont basses et dominées de tous côtés par des coteaux élevés et dont la pente est rapide ; et dans ces mêmes sites, le danger et la fréquence des fièvres diminue graduellement pour les habitations qui y sont disséminées, suivant qu'elles ont été bâties dans les parties les plus élevées et les plus découvertes de ces coteaux.

72. La mauvaise tenue des villes, des maisons et des terres, multiplient à l'infini les effets des miasmes destructeurs. Si nous parcourons les pays qui confinent les étangs, plus particulièrement ceux qui souffrent le plus de leur voisinage, nous verrons que tout semble y être disposé pour perpétuer l'in-

fection et pour multiplier les ravages qu'elle cause. Dans la plupart de ces petites villes ou villages, le fumier destiné à l'engrais des terres pourrit dans de petites cours situées derrière les maisons ou dans les rues qui servent d'égoût aux résidus fétides des distillations ou des lavages des fabriques ; joint à cela les excrémens et les immondices provenant des maisons, qui rendent aussi le séjour de ces habitations ou même le seul passage de ces rues tout-à-la fois incommode et pernicieux. Les rues mal pavées et qui n'ont pas assez de pente pour évacuer les eaux, entretiennent et augmentent la malpropreté ; fort étroites pour la plupart, elles ne sont presque toujours que des boyaux irrégulièrement tortueux, dans lesquels l'infection se concentre avec l'humidité de l'atmosphère. Ajoutons que beaucoup de ces rues sont ouvertes aux vents de mer qui passent sur ces vastes cloaques, qui en augmentent la putrescibilité ; fermées au contraire aux vents opposés, qui devroient y entrer librement et les pénétrer de toute part pour diminuer leur insalubrité. L'état des murs qui entourent ces lieux, offrent encore des inconvéniens du même genre. Ils sont presque toujours démolis du côté de ces eaux croupissantes qui émanent continuellement des vapeurs nuisibles ; tandis qu'étant beaucoup mieux conservés et presqu'entiers dans le reste de leur circuit, ils retiennent les brouillards empestés qui s'élèvent de ces lieux suspects et les conduisent dans l'intérieur des maisons (1).

73. Même vice dans l'exposition de certaines villes bâties en amphithéâtre, et qui s'élèvent en regard d'un étang. Chaque maison nuit à celle qu'elle domine, en défendant l'accès des vents de terre, et retenant au contraire ceux de la mer. Les brouillards et les vapeurs pestilentielles se ramassent et s'accumulent dans l'intérieur de ces villes, de la même manière que la chaleur et la lumière se concentrent dans une surface concave mise en présence d'un foyer.

---

(1) Si Vitruve (De archit. lib. I. cap. VI) plaignoit la ville de Mytilène, située dans l'île de Lesbos, de ce qu'elle étoit percée de manière à être accessible à tous les vents ; ce qui exposoit les habitans à des maladies presque continuelles, parce qu'il n'y avoit que celui du nord qui y fût salubre ; combien à plus forte raison, ne doit-on pas plaindre ces villes qui se trouvent fermées aux bons vents, et ne reçoivent absolument que ceux qui leur apportent les germes des plus cruelles maladies !

74. L'intérieur des maisons n'est pas plus satisfaisant ; on en voit un grand nombre dont le rez-de-chaussée, habitation ordinaire de l'agriculteur, est toujours humide, soit parce qu'il est enfoncé dans la terre ou plus bas que le sol de la rue, soit parce que la plupart des maisons n'ont point de cave : cause bien suffisante pour rendre très-malsain le séjour de ces habitations. Pringle observa, dans certaine épidémie, que la maladie fut en général plus fréquente parmi les pauvres qui couchoient au rez-de-chaussée (1). Le remède à cet inconvénient seroit de les exhausser au-dessus du niveau des murs de ville pour recevoir le vent du nord qu'ils interceptent ; mais la population de ces lieux malheureux est si foible, qu'on n'y éprouve jamais le besoin de s'agrandir. D'un autre côté, la misère de l'habitant et l'émigration des propriétaires aisés, ne permettent pas non plus de ces constructions dans le genre moderne, où de grandes ouvertures sont pratiquées de manière à favoriser la libre circulation de l'air : au contraire, les ouvertures de ces maisons antiques se trouvent fort petites, les fenêtres souvent très-élevées ou hors d'aspect

---

(1) Pringle, malad. des *armées*, p. I. chap. VIII.

et sans vitrage ; de sorte que lorsque les miasmes s'y sont introduits, ils n'en peuvent plus sortir, et il faut que l'habitant les digère. Il est cependant bien reconnu qu'un air tout-à-fait renfermé et qui n'a pas été renouvelé de long-temps, lors même qu'il seroit sain en arrivant dans une chambre, y devient par la stagnation un élément meurtrier. Pringle fait cette utile remarque, que la putréfaction s'opère beaucoup plus promptement dans un air renfermé qu'à l'air libre ; que dans ce dernier, les molécules putrides qui sont aussi les plus volatiles, s'éloignent promptement du corps en putréfaction, pour se perdre dans l'air et être emportées par le vent; tandis que dans un air renfermé elles s'arrêtent autour de lui et y forment une espèce d'atmosphère putride, où s'excite une fermentation très-funeste pour les corps vivans qui y sont plongés. Par une espèce d'inoculation non-interrompue, ou par un renouvellement continuel de la cause morbifique, des maladies qui, à l'air libre, n'auroient peut-être pas été accompagnées de fâcheux symptômes, prennent continuellement de nouvelles forces dans ces habitations dangereuses. Ajoutons à ces causes d'insalubrité, que les murs des maisons y sont mal recrépis, peu unis extérieurement, et que dans l'intérieur on ne blanchit pas assez souvent au lait de chaux ; de sorte que ces maisons retiennent et conservent plus long-temps les exhalaisons humides et pestilentielles. Cette négligence s'observe plus souvent dans les grandes et anciennes fermes, qui présentent ordinairement de vastes cuisines, où se tiennent et mangent un grand nombre de valets ; ces murs sont comme veloutés par la suie et la poussière qui s'y appliquent et s'y accumulent pendant quelquefois un demi-siècle sans qu'on ait pensé à les blanchir.

75. Ces fermes ne sont pas moins insalubres à raison du mauvais état de leur alentour, aggravé par l'ignorance et la paresse de l'agriculteur qui les fait valoir, ou par l'insouciance des propriétaires. L'eau y croupit dans des creux à fumier et dans de vastes cloaques qu'il seroit souvent facile de combler ou de tarir. Elle croupit également avec quantité de plantes et de reptiles dans d'autres fossés qui entourent les terres (1), ou dans lesquels

---

(1) C'est en creusant autour de leurs possessions de grands fossés qui répandent une puanteur horrible, que les habitans de Mirevals et de Vic rendent ces lieux plus malsains. Il y a, surtout auprès de ce dernier village, un fossé plus dangereux que tous

on fait passer l'eau qui doit arroser les prairies, attendu qu'on ne vide presque jamais ces fossés, ordinairement déformés par les terres qui se sont éboulées et par les troncs ou grosses racines de saules qui interceptent le cours des eaux.

76. Ces diverses causes d'insalubrité s'aggravent encore par certaines circonstances qui disposent les habitans à contracter la maladie : la plupart sont mal nourris et mal abreuvés. Si le mauvais air qu'ils respirent est insuffisant pour déterminer la maladie, du moins ils en sont affoiblis : ils le sont encore souvent par des excès de travail résultant de l'obligation où ils se trouvent de remplacer leurs compagnons malades (1). Viennent ensuite les

---

les autres par ses émanations. Les habitans l'appellent *le Fossé puant*, et menacent les étrangers de sa mauvaise odeur ; cependant ils n'ont pu le combler tout-à-fait, quoiqu'ils aient reconnu les bienfaits d'une première tentative. On voit aussi des maisons de campagne qui ont, dans leur voisinage, plusieurs de ces cloaques exposés au midi ; et où abrités par des hauteurs voisines, se prépare commodément l'infection, dont certains vents dirigent avec la plus grande exactitude les produits dans l'intérieur de ces fermes.

(1) Si l'excès de travail en accélérant trop le mouvement de nos fluides, à cause de la chaleur vive

peines dont se trouve accablé l'agriculteur, qui, faute de bras, ne peut exécuter en temps utile les travaux urgens de la campagne, les chagrins qui consument et rongent nécessairement des chefs de famille, lorsqu'ils voient souffrir autour d'eux, ou succomber à leurs maux ce qu'ils ont de plus cher, et languir le reste de leur famille dans une affreuse misère, quelques efforts qu'ils fassent pour l'en affranchir (1). Ajoutons enfin la crainte que certains ont de contracter la maladie. Toutes ces circonstances affoiblissent les moyens de résistance que le corps oppose à l'impression meurtrière des miasmes pernicieux. Toutes les fois qu'il s'agit d'une fièvre épidémique,

---

et de la violente agitation qu'il excite, nuit en pareille circonstance ; l'oisiveté et le défaut d'exercice ne nuisent pas moins par leurs effets opposés, surtout chez quelques personnes d'un tempérament cachectique et disposées au scorbut.

(1) L'homme triste et malheureux, habitant un pays sain, n'approche presque jamais des marais sans contracter les maladies graves qu'on y observe. J'ai donné mes soins à quelques indigens chargés de famille qui avoient été saisis mortellement pour n'avoir passé que quelques heures ou une demi-journée dans ces lieux pestiférés : la plupart y étoient allés faire des fourrages, en sorte qu'ils s'y trouvoient dans la saison où les chaleurs n'y sont pas encore considérables.

observe Lancisi, la crainte et le chagrin égalent ou surpassent, par leurs fâcheux effets, l'action funeste des poisons, en ce qu'ils portent sur l'épigastre un sentiment d'oppression et de gêne, qui suspend ou ralentit vers ce centre de vie, la circulation ou le mouvement régulier des humeurs. C'est sans doute parce que la crainte et les affections vives de l'âme, rendent plus facile l'action des miasmes et qu'elles aggravent les maladies qui en dépendent, qu'on voit si souvent les membres d'une même famille, nécessairement plus affectés des maux de leurs proches, être plutôt et plus violemment atteints de la maladie, et quelquefois en être tous accablés dans le même temps.

77. Pour revenir aux alimens, objet sur lequel nous croyons devoir insister, il est sans doute utile de remarquer que leur disette ou leur mauvaise qualité ne permettent pas à ceux qui en souffrent de résister avec autant d'avantage aux pernicieux effets des vices du climat. Observons que ceux dont use la classe indigente, qui est la plus nombreuse, et qui n'a ni le temps ni les moyens de soigner un ordinaire, sont pour la plupart d'une nature âcre, salée ou rance, qui détermine dans les liqueurs un commencement de dé-

pravation. D'un autre côté, quoique la végétation soit rapide et brillante dans les pays marécageux, il s'en faut bien que la qualité de ses productions soit aussi satisfaisante; elles ont toutes, comme l'homme et les animaux qui habitent ces lieux, quelque chose de cachectique. Les végétaux qui croissent dans les marécages, pompent par leurs racines et aspirent par leurs feuilles une humidité surabondante, et ne peuvent élaborer convenablement tant de sucs, ni donner à leurs fruits ce degré de perfection et de maturité qu'ils acquièrent dans d'autres contrées plus élevées, moins humides, et par conséquent plus saines. Le vin qu'on recueille dans un pays humide, n'est pas aussi spiritueux, aussi fin, ni aussi dépouillé. Le blé qui en provient, ou la farine qu'on en sépare, n'absorbe pas autant d'eau dans le pétrin. La pâte reste lâche, et le pain est plat et pesant (1). Les légumes sont insipides, grossiers, aqueux, peu riches en molécules nutritives, et de nature à refroidir l'estomac et à causer des flatuosités considé-

(1) Ce pain manque encore par la qualité, en ce qu'il est préparé avec des eaux lourdes, peu propres aux usages ordinaires du ménage.

rables (1). Mais les alimens les plus suspects sont ceux que procurent les animaux nourris sur les lieux, et qui y souffrent, comme l'homme, la même influence du climat. Déjà atteints ou menacés de quelque fâcheuse altération, ils ne peuvent produire qu'un mauvais chyle, qui, bien-loin de réparer le corps et de fortifier les viscères, peut décider en peu de temps la maladie endémique. Lancisi, en indiquant les moyens de remédier aux maux causés par l'air marécageux ou de se préserver de son influence, recommandoit expressément de ne pas se nourrir de chair des bestiaux qui avoient brouté l'herbe dans le

(1) On auroit tort cependant de mal présumer, sans aucune distinction, de toutes les denrées que recueille l'agriculteur voisin des étangs du département de l'Hérault. Il est certains sites qui dans une exposition convenable en donnent d'excellentes. Des collines, par exemple, dont le pied baigne dans les eaux bourbeuses de l'étang, mais qui ont un sol sec, pierreux et exposé aux bons vents, fournissent des récoltes d'une excellente qualité et justement recherchées. Ces produits varient tellement à raison de la nature du sol et de l'exposition, que dans certaines parties l'on n'en recueille point qui ne soient de bonne qualité ; tandis que dans d'autres on n'en obtient que de mauvaises, et qu'il en est où l'on trouve à-la-fois des unes et des autres.

pays ravagé par l'épidémie, de n'employer que des animaux venus de contrées plus éloignées et plus sèches, et surtout que des viandes fraîches. Le docteur Bloch remarque que les brebis qui sont plus fréquemment affectées de la douve du foie (*fasciola hepatica*), ont été nourries dans des pâturages humides : que dès que ces bêtes deviennent malades, ce qu'on reconnoît à l'œil morne, à la pâleur de la conjonctive et de la surface intérieure de la paupière de l'animal, dès-lors la bile devient aqueuse et perd de son amertume, le foie se gonfle, les vers qui y sont renfermés y font des ravages, les brebis maigrissent et meurent enfin de l'ascite. Mais ces animaux, observe encore le même auteur, peuvent se rétablir lorsque le mal n'est pas trop enraciné, lorsqu'on les fait pâturer sur un terrein sec, sur des collines, ou dans les forêts où croît la bruyère (1). Le poisson languit et meurt dans une eau fangeuse et corrompue, de la même manière que nous contractons des maladies dans un air malsain. Celui que l'habitant des marais et des étangs pêche dans des eaux basses, sales et limo-

(1) Bloch, Traité de la génération des vers des intestins ; traduit de l'allemand, pag. 11.

neuses, dans lesquelles il se remue à peine, n'approche pas, même à l'instant qu'on s'en saisit, du brillant et de la fermeté de celui qu'on a pêché depuis plus long-temps dans une eau vive et abondante. Il a les chairs molles, lâches et muqueuses, qui inspirent le dégoût et qui répugnent à l'estomac (1). Il pourrit en peu de temps, et justifie ainsi de toutes les manières, la prudence et l'instinct qui repoussent cet aliment. On a observé que l'éléphantiasis, dont les égyptiens étoient affectés au grand Caire, provenoit de l'usage qu'ils faisoient des eaux croupissantes de plusieurs lacs et des poissons pourris que fournissoit le Nil.

78. On ne trouve guère de bonne eau dans le voisinage des étangs. La vue, le goût ou l'odorat réprouvent communément celle dont on use dans la plupart de ces contrées; et néanmoins l'habitant ne veut pas se donner la peine d'en aller chercher de bonne

---

(1) Dans tous les pays auxquels les étangs de l'Hérault fournissent du poisson, il n'est pas de bonne ménagère qui ne distingue, au premier aspect, celui qui a été pêché dans une eau basse et dormante, de celui qui habitoit une eau vive et profonde.

un peu loin : il n'apprécie pas assez l'importance de bien choisir cette boisson aussi agréable que salutaire quand elle est pure. Lorsque dans les années de sécheresse les sources tarissent ou ne fournissent pas assez d'eau aux divers réservoirs destinés à l'usage des habitans, ceux-ci reçoivent par infiltration les eaux bourbeuses de l'étang ou les eaux sales du voisinage qui les rendent bien moins potables, et d'autant plus impures que la voie trop courte au travers de laquelle elles ont filtré ne les a pas suffisamment purifiées.

79. Cette eau malsaine parvenant dans l'estomac affoiblit les forces digestives, et favorise ainsi de concert avec d'autres causes que j'ai déjà fait connoître, le développement des vers qui compliquent les maladies et qui en augmentent le danger (1).

---

(1) Les avantages que les partisans de l'opinion de Leuwenhoeck, Linné, Boerhaave, etc. sur la génération des vers, ont tiré de pareilles observations pour démontrer que ces insectes étoient introduits du dehors dans nos viscères, et qu'ils devoient être contenus en quantité dans les eaux croupissantes, comme dans les alimens de mauvaise nature, puisque les vers étoient communs chez les hommes ainsi nourris et mal abreuvés, vérifient bien cette remarque de Sénebier (L'art d'observer, tom. I. p. 90)

80. Ces eaux ne pèchent pas seulement par leur qualité, mais encore par leur température : elles sont privées de cette fraîcheur agréable qui désaltère, qui fortifie les solides, qui prévient la putréfaction ou arrête ses progrès. Cette boisson chaude ou tiède produit des effets contraires sur celui qui en fait usage; elle émousse les fibres de l'estomac, rend la digestion pénible et imparfaite, et pour comble de maux, celui qui la boit s'en inonde sans appaiser sa soif.

» que la nature tient quelquefois le langage qu'on lui » demande, qu'elle revêt l'extérieur qu'on lui souhaite et qu'elle peut se rendre ainsi malgré elle » complice de nos erreurs. » La seule foiblesse du tube intestinal et de tout le système par l'action débilitante de ces eaux, ne paroît-elle pas une cause plus vraisemblable du développement des vers ? De pareilles observations ne parlent-elles pas plutôt en faveur de l'opinion dont Vallisnéri semble avoir été le créateur. Si l'on convient surtout, et on ne l'a pas contesté jusqu'à présent, de la quantité prodigieuse d'œufs que chaque femelle de vers peut répandre et dont l'extrême petitesse favorise l'adhérence aux membranes muqueuses des intestins, et les maintient dans les nombreux détours de ses anfractuosités, jusqu'à ce que ces œufs aient eu la faculté d'éclore, et que les vers qui en résultent aient acquis une force proportionnée au défaut de résistance ou à la foiblesse des organes digestifs ? mais ce n'est pas ici le lieu d'approfondir cette hypothèse.

81. Le vin, ce puissant stimulus, cet excellent stomachique, est d'une grande utilité à l'habitant des marais pour remplacer des boissons aqueuses trop abondantes et nuisibles. Il est même indispensable dans les pays chauds, surtout pendant les feux de la canicule, pour relever le ton de l'estomac et des organes digestifs affoiblis par des sueurs copieuses. Mais si faute de moyens, l'agriculteur ne peut se procurer la quantité et la qualité de vin qui lui convient, s'il ne répare pas ses forces par l'usage de cette liqueur spiritueuse dont il ne peut se passer, cette privation peut lui devenir fatale. On a vû certaines contrées exposées pendant l'été aux maladies les plus graves qu'on observe dans les pays chauds, parce que leurs habitans s'étoient privés en grande partie de vin, à cause de son excessive cherté. Nous avons observé que les gens les plus aisés de ces pays malsains, qui vivoient convenablement et faisoient usage de bon vin, résistoient beaucoup mieux à la saison dangereuse.

82. Une atmosphère chaude ou humide suffit pour disposer le corps à contracter la maladie endémique. Déjà nous avons parlé de ses effets, comme propres à élever ou à conserver les miasmes des marais et à prolonger leur nuisible influence. (§. 65 à 71.)

83. La grande chaleur affoiblit en entretenant une sueur excessive, en raréfiant l'air et en diminuant sa fraîcheur et la proportion d'oxigène qu'il présente à chaque inspiration à l'organe pulmonaire, qui auroit besoin pour rafraîchir et relever les forces du corps, d'un air plus condensé, nécessaire par son ressort à la dilatation de la poitrine à l'expansion des vaisseaux, et à la circulation du sang qui languit dans le poumon. On sait aussi que les nerfs sont très-affectés des grandes chaleurs, que ceux qui les éprouvent sont souvent abattus, à demi malades, et n'agissent qu'avec une extrême indolence. Les fonctions de l'estomac sont principalement affoiblies par cette cause, qui fait sans doute que les habitans du midi, outre leur maigreur ordinaire, ont un air pâle, défait, une couleur terreuse, et rarement le teint frais et fleuri des habitans du nord. On remarque enfin que les fièvres intermittentes des pays marécageux commencent à devenir plus bénignes et à différer fort peu de celles communes aux autres pays, lorsque sur le déclin des chaleurs et avant même qu'il ait tombé des pluies, l'atmosphère commence à se rafraîchir. Il est connu que l'air frais n'est pas propre par lui-même au développement des fièvres, et que les miasmes se

dissipent, se détruisent assez promptement par l'action du froid. Les étangs du département de l'Hérault ne sont pas à beaucoup près aussi malsains, depuis qu'on n'éprouve plus dans ces pays les fortes chaleurs qu'on y ressentoit autrefois.

84. L'air humide affoiblit aussi le ressort et l'action des solides, et se trouve peu propre à absorber la matière de la sueur ; il ralentit la circulation des fluides qui restent comme en stagnation dans les vaisseaux, et dispose ainsi aux œdèmes, aux diverses affections scorbutiques, etc. Il est des personnes assez affectées par l'air épais et humide pour ne pouvoir se tenir debout ou presque se mouvoir quand elles y sont plongées. Le moral souffre dans les mêmes proportions.

85. Mais lorsque ces deux causes (la chaleur et l'humidité) agissent ensemble, elles se renforcent l'une par l'autre : et si leur action a une certaine durée, elle dispose aux maladies les plus graves, qu'une semblable constitution de l'air, sans le secours des émanations marécageuses, pourroit même produire.

Roger remarque qu'il a régné des maladies épidémiques en Irlande, toutes les fois qu'il y est survenu de grandes chaleurs humides. Mézéray fait mention d'une mortalité terrible qui, du temps de Louis XI, suivit une saison humide et des vents chauds de longue durée. Les Portugais furent obligés, pour conserver leurs colonies Asiatiques et Africaines, d'établir des stations de trente en trente lieues, où les colons futurs séjournoient des mois entiers, afin de s'accoutumer peu à peu à l'influence mortelle de l'air chaud et humide (1); ce sont les vents du Sud et les grandes chaleurs qui produisent les maladies si fréquentes en Égypte, puisqu'elles cessent dès que les vents du Nord commencent à souffler.

86. Cette réunion de la chaleur et de l'humidité qui commence et entretient un relâchement excessif, est assez ordinaire dans les lieux bas et humides des climats méridionaux, particulièrement dans les pays marécageux, parce que les chaleurs qui sont continuelles et excessives près des étangs, occasionnent, même sans pluie, par la seule évaporation qu'elles produisent, une très grande humidité dans l'atmosphère, qui y retient les miasmes dangereux; on remarque au contraire que les pluies, outre qu'elles sont ordi-

(1) Zimm. De l'exp. t. II, p. 253.

nairement suivies d'un vent sec et frais, qu'elles diminuent l'humidité en purgeant l'air qu'elles rafraîchissent, de celle qu'il contenoit déjà, refroidissent aussi les eaux de l'étang qui dès lors plus profondes, ne s'échauffent plus autant, et ne s'évaporent plus avec la même facilité.

SECONDE PARTIE.

Des divers moyens de rendre moins insalubres les Étangs du Département de l'Hérault.

87. Après avoir fait connoître les causes qui favorisent le développement des gaz, source de l'insalubrité des étangs, ainsi que celles qui conservent les miasmes pernicieux ou qui augmentent leur activité, passons à l'examen des moyens par lesquels il seroit possible d'y remédier : et pour ne pas changer le plan adopté jusqu'ici, disons d'abord comment on pourroit empêcher la formation de ces exhalaisons. Ce point est sans doute le plus important : il est le seul, par lequel on puisse tarir l'infection à sa source, et tout autre qui ne tendroit pas vers ce but, seroit selon nous insuffisant. Car, s'il en est par lesquels on puisse purger en partie quelques contrées de

ces principes insalubres, on ne peut empêcher que celles-ci n'infectent dans la même proportion d'autres lieux, sur lesquels elles s'en seroient en partie soulagées.

SECTION SIXIÈME.

DES MOYENS DE S'OPPOSER AUX ÉMANATIONS DÉLÉTÈRES QUI S'ÉLÈVENT DES ÉTANGS.

88. Nous avons prouvé qu'il falloit attribuer les exhalaisons pernicieuses ou les miasmes qui infectent l'air dans le voisinage des étangs, 1.° aux débris des végétaux ou des matières animales de toute espèce qui s'y accumulent sans cesse ; 2.° à la forme des bassins naturels de ces étangs ; 3.° au manque d'eau en été ou à sa rareté telle, qu'elle ne peut suffire à l'évaporation continuelle qu'il s'en fait pendant les chaleurs de la canicule, et à couvrir les plantes aquatiques ou les boues déposées au fond de ces bassins ; 4.° au parfait repos de ces eaux stagnantes. Nous allons considérer chacun de ces cas séparément, et chercher les moyens d'y remédier.

I.

89. Il seroit impossible sans doute de purger les étangs de la majeure partie des matières

putrescibles qu'ils reçoivent et qui infectent leurs eaux, attendu d'un côté, que les rivières et les torrens qui s'y jettent en entraînent de fort ténues dans ce limon qui fertilise ailleurs les terres sur lesquelles il se dépose; et d'un autre, que des corps plus volumineux qui y sont portés ne tardent pas à se diviser, et à tomber en pourriture pour peu qu'ils aient séjourné dans l'eau. Aussi le fond des étangs n'est-il qu'un gouffre de boue d'une extrême profondeur; si légère, qu'elle s'élève au moindre mouvement, et qu'elle trouble l'eau dans une grande étendue lorsqu'on la remue même à la superficie, ou qu'on y plonge les rames des bateaux qui ont coutume d'y naviguer. Si l'on ne peut enlever cette vase accumulée en si grande quantité dans ces vastes bassins, il faudroit du moins déraciner et couper chaque année la plus grande partie des plantes aquatiques qui croissent en si grand nombre dans certaines de ces lagunes, qu'elles semblent en quelques endroits les remplir presque entièrement. Nous croyons qu'il seroit facile d'en entraîner une grande partie en employant les machines dont on a coutume de se servir en pareil cas (1),

---

(1) On se sert ordinairement de filets un peu forts et d'une largeur convenable. A l'un des côtés, on

ou d'autres mieux appropriées ; attendu que beaucoup de ces plantes qui n'adhèrent pas fortement au sol, peuvent s'arracher facilement. Cette opération qu'on auroit soin d'exécuter dans la saison de l'année où l'on a le moins à craindre la maladie endémique, et par un vent qui pousseroit au loin dans la mer les émanations nuisibles qui pourroient résulter de ces sortes de travaux, diminueroit d'autant plus la masse des matières et la corruption des eaux, qu'une prodigieuse quantité d'insectes, de reptiles et de poissons de toute espèce sont cachés sous ces plantes qui les attirent, parmi lesquelles ils cherchent leur pâture et où ils meurent, dès que découvertes et restées à nu, elles entrent en fermentation.

90. Plusieurs plantes marines dans le genre des fucus ou varec, des ulves, des conferves, de l'algue, etc. surnagent en masse à la surface des eaux : et comme il suffit du moindre

---

attache des plombs qui forcent les filets à s'élargir et à gagner le fond, tandis que des liéges attachés au côté opposé les soutiennent à la superficie. A mesure qu'on avance en tenant ses filets par chaque bout, on entraîne les plantes qui, venues dans la boue ne résistent que bien foiblement.

souffle des vents pour les pousser à la circonférence, il s'en ramasse en forme d'une écume très-épaisse, des tas d'une grande étendue qui à mesure que l'eau se retire ou s'évapore, s'assèyent et pourrissent sur le rivage d'où elles répandent une infection pernicieuse sur les habitations voisines. La conferve bulleuse surtout, très-abondante dans les étangs, vers l'embouchure des rivières et même beaucoup plus haut, où elle se trouve retenue par le conflit des eaux de la mer, remplit les bords tortueux de ces rivières et des étangs, les anses dans lesquelles arrivent les bateaux des pêcheurs, les canaux qui servent à arroser les prairies, les marres, etc. tandis que vers le milieu où l'eau est profonde et agitée au moindre souffle des vents, elle est belle et limpide. Il seroit très-facile au moyen de rateaux appropriés dont on se serviroit en forme d'écumoire, d'enlever ces matières putrescibles, toujours poussées vers les bords et qu'on pourroit enfouir ou faire tourner de quelque manière au profit de l'agriculture. Outre que cette opération ne prendroit que fort peu de temps, on pourroit obliger les Communes, les propriétaires des terres et campagnes situées sur ces rives impures, de recueillir ces engrais (que payent à des fermiers les propriétaires riverains de l'étang de Thau) et charger des mêmes soins les subalternes des postes militaires et des douanes, qui assis sur la porte des bureaux dans leurs momens de loisir, semblent y respirer avec réflexion et avec délices les fièvres intermittentes et malignes, dont les causes se fortifient et s'aggravent tous les jours sous leurs yeux.

II.

91. Ne pouvant enlever qu'une partie des matières corruptibles des étangs, le seul moyen qui nous reste est de les inonder, c'est-à-dire, de les couvrir d'une masse d'eau suffisante pour les empêcher de pourrir à l'air libre ; mais ce moyen, le plus efficace et le plus infaillible, est malheureusement difficile et dispendieux, puisque les saisons et la disposition des lieux lui sont également contraires. En effet, c'est à l'approche du froid, et par conséquent lorsque la fermentation putride est suspendue et l'évaporation de l'eau des étangs beaucoup moindre, que les pluies abondantes et les rivières qui débordent, les remplissent et envahissent les terres du voisinage qu'elles enlèvent à l'agriculture. C'est à la même époque que les vents de mer soufflent avec violence, et qu'ils élèvent les vagues qui passant par les graux

et par-dessus les dunes, viennent encore agrandir ces amas d'eau, répandre et disséminer dans toute leur étendue et jusque sur les bords les plus reculés, la vase de ces étangs qu'ils y déposent, et en outre une quantité de fucus et autres plantes marines que ces flots ont apporté. Aux approches des chaleurs au contraire, tout devient calme, il ne se forme plus de torrens ; les rivières rentrent dans leur lit et sont presque à sec durant la canicule. Dans cette saison, les pluies sont rares, les vents de mer se taisent ou ne règnent que bien foiblement ; par suite les graux ne versent que peu ou point dans les étangs. Le soleil qui dans ces jours brûlans diminue sensiblement le volume des eaux restantes, fait fermenter les débris de corps organisés de toute espèce, que le conflit des eaux de la mer et des rivières avoit dans la saison orageuse rejeté dans ces lagunes (§ 21 à 26), et élève continuellement de ses bords fangeux restés à découvert, les gaz infects qui causent tant de maladies. D'où l'on voit, qu'il faudroit pour la salubrité des étangs pouvoir changer cet ordre vicieux. Ils se remplissent en hiver et se vident en été, il faudroit au contraire, pouvoir les remplir en été et les vider ou les préserver des inondations en hiver et au printemps ; en d'autres termes, il faudroit pendant les froids rendre à la mer autant d'eau qu'il seroit possible, et en retenir en été tout ce qu'on pourroit. Si les frais et les travaux que nécessiteroit l'entière exécution d'un pareil moyen, ne permettent pas d'atteindre tout-à-fait le but que nous nous proposons, il seroit toujours possible d'en approcher, ou de procurer autant de salubrité à ces contrées, qu'on pourroit leur en acheter par des travaux utiles.

92. La première chose dont il faudroit s'occuper, seroit de circonscrire ces foyers d'infection, de fixer leurs limites et de leur disputer le terrein usurpé sur la côte. Pour tarir les exhalaisons funestes que souffle depuis tant de siècles l'hydre de Lerne, (puisque c'est ainsi que les anciens avoient personnifié ces eaux dormantes, source de tant de maux), il faut l'enchaîner, le resserrer dans l'espace le plus étroit, enfin le presser en tout sens. C'est le seul moyen d'affoiblir l'haleine du monstre. En construisant des digues ou chaussées pour resserrer les eaux de l'étang sur tous les points de la côte, on auroit l'avantage d'augmenter leur profondeur, d'agrandir le domaine de l'agriculture en lui restituant des terres qu'on dessécheroit, et qui contribueroient d'autant plus à la salu-

brité du pays, qu'elles diminueroient dans la proportion de leur étendue, l'humidité de l'atmosphère (§. 70 à 71 et 84 à 86). Ces digues feroient disparoître également nombre de cloaques ; elles mettroient plus de distance entre les eaux croupissantes, et plusieurs villes et bourgs, à raison des terres desséchées et devenues labourables, qui dès-lors éloigneroient ces divers lieux des étangs. Ce moyen de purger les terres et les contrées voisines des eaux marécageuses, purifieroit également les sources qui filtrent au travers de ces terres ; l'habitant y trouveroit alors une boisson plus saine et plus agréable.

93. Non-seulement les terres usurpées sur l'étang et rendues à l'agriculture soulageroient l'atmosphère de l'humidité et des exhalaisons malignes qui s'en élèvent aujourd'hui, mais ces terres bien travaillées, soulevées par la charrue et desséchées par l'ardeur du soleil, absorberoient, en quelque sorte comme autant d'éponges, cette humidité surabondante, dont elles seroient avides. On sait que l'agriculture contribue à la salubrité d'un pays ; qu'on ne peut guère se promettre une santé durable dans celui qui est humide tant qu'il n'est pas cultivé : que l'agriculture doit y être d'autant plus active, que le pays est plus

malsain. Selon la remarque de Brown, les colonies d'Europe qui alloient s'établir à la Jamaïque, y périssoient toutes avant qu'on y eût cultivé les terres. Depuis qu'on les cultive, la vie y est presque aussi longue qu'en Europe. Barrère dit, qu'avant qu'on eût ouvert le terrein et fait des plantations à la Guyane, l'air étoit encore bien plus humide et plus malsain, et que pendant long-temps on ne put y élever aucun enfant des nègres, parce qu'ils mouroient tous d'un spasme aux mâchoires peu de temps après leur naissance. On a de même observé que l'air étoit devenu plus pur, plus tempéré et plus favorable à la constitution européenne dans les Indes orientales et les parties méridionales de l'Asie en général, dès que l'industrie et la culture se sont réunies pour améliorer le sol (1). Enfin, ce n'est en grande partie qu'au défaut de culture, que cette immense plaine qui est aux portes de Rome, doit l'insalubrité de l'air qu'on y respire. L'île de Corse n'est plus aussi malsaine que du temps de sa conquête, par les progrès que l'agriculture y a faits.

94. Il faut comprendre dans ces travaux

---

(1) Lind, ouvr. cité, pag. 105.

nécessaires pour atteindre notre but, la culture des terres abandonnées faute de bras, ou par suite de cet état d'inertie dans lequel la fréquence des maladies a jeté l'agriculteur, et le desséchement des marais occupés jadis, et depuis abandonnés par les étangs. Car les marais qui ont succédé aux étangs, sont beaucoup plus malsains et plus dangereux que les étangs eux-mêmes. Ceux de Candillargues infectent Mauguio et les lieux voisins, qui s'en plaignent davantage que de l'étang sur les bords duquel ils sont situés. Nous ferons la même remarque à l'égard du village de Vic, qui, en recevant l'air marécageux par tous les vents, est constamment enveloppé d'une semblable atmosphère. La ville de Frontignan et bien d'autres lieux encore, sont dans une position à-peu-près aussi fâcheuse. Nous ne doutons pas que la mortalité et les maladies ne diminuassent au moins de moitié sur ces rives empoisonnées, quand on ne se borneroit qu'aux seuls desséchemens dont le succès seroit probable ou assuré, et à combler les fossés d'eaux corrompues disséminées dans les campagnes voisines (§. 75). C'est en faisant dessécher des flaques et donner cours aux eaux dormantes, que Lancisi fit cesser les maladies épidémiques qui régnoient dans les environs de Pésaro, de Férentino et autres villes d'Italie. Tant d'autres pays qui jouissent actuellement de la salubrité, ne la doivent qu'au desséchement des marais qui les avoisinoient.

C'est donc un service important rendu à l'agriculture et à la salubrité du pays qui nous occupe, que les concessions que vient de faire le Gouvernement à une riche compagnie, des vastes portions des lagunes de Pérols et de Maguelonne, sous la condition de les mettre en état de culture. Cette compagnie en a déjà fait sortir, à grands frais, des terres immenses, couvertes aujourd'hui des plus riches récoltes, qui ne manqueront pas de la couvrir bientôt de ses avances. L'œil étonné découvre aujourd'hui, avec ravissement, des moissons flottantes, à la place de ces palus auparavant couverts de joncs et le plus souvent inondés. Il seroit à souhaiter que l'autorité continuât à faire de pareilles concessions, qui en même-temps qu'elles porteroient la santé et l'abondance dans ces contrées marécageuses, augmenteroient les ressources et les revenus de l'état.

95. Un autre avantage des digues qu'on opposeroit aux crues d'eau de l'étang, seroit celui de corriger la forme vicieuse que présentent communément leurs bords, en leur en

opposant d'autres qui, coupés à pic ou d'une pente plus rapide, repousseroient continuellement et rameneroient dans une eau profonde les matières que l'agitation des vents et des tempêtes apportent et disséminent sur le rivage. On ne peut pas douter que la plus grande salubrité du port et de la ville de Sète, ne soit due en partie à des chaussées construites dans tous ses environs, et soigneusement entretenues dans les portions d'étang et de canaux qui l'entourent (1).

96. Nous ne pouvons pas précisément indiquer quelle devroit être la forme, la hauteur

---

(1) Nous devons regretter que le projet qu'avoit conçu M. de Vauban, tendant à couper la plage assez étroite qui est vis-à-vis de l'étang de Thau, pour ne faire qu'un seul port, qui eût été le plus beau de l'Europe, n'ait pu s'effectuer. Car les constructions et les travaux accessoires jugés indispensables pour son établissement, auroient inévitablement prévenu pour cette partie des étangs la plus étendue de ceux du département de l'Hérault, et qui seule égale presque toutes les autres, les vues philantropiques de la société qui ouvre ce concours, puisque l'habitant des pays limitrophes auroit recueilli de l'exécution d'un tel projet, les deux grands bienfaits qui sont l'objet le plus constant de l'ambition de l'homme, la santé et les richesses.

et les moyens de construction de ces digues. La disposition des lieux , leur éloignement de la mer et des torrens ou des rivières sujètes à déborder , la pente plus ou moins rapide de la côte et une infinité d'autres circonstances , exigent de nombreuses modifications dans leur construction , et peuvent les rendre impraticables sur quelques points.

97. On pourroit élever des chaussées de trois ou quatre pieds de hauteur , formées par deux murs parallèles, remplis de terre dans leur intervalle , ou seulement des digues en terre battue , retenue au moyen de brides ou charpente intérieure , et extérieurement par des arbustes ou par un gazon serré , capable de lier les parties entre elles et de les contenir. Ces digues , quoique peu élevées , resserreroient considérablement les étangs dans les parties où le terrein est si bas , qu'il n'est guère au-dessus de leur niveau ordinaire ; de sorte qu'il suffit quelquefois d'une hauteur de trois ou quatre pouces d'eau surabondante, après quelques jours de pluie ou d'un léger refoulement de la mer, pour couvrir et inonder une immense étendue de terrein.

98. S'il arrivoit dans certaines années et par de gros temps , que ces digues fussent

emportées dans quelques parties ou dépassées par les grandes eaux, ces accidens du moins ne seroient que momentanés, et l'on se défendroit de mieux en mieux contre de pareilles irruptions, en observant et consolidant les parties foibles (1).

99. Quant aux bords des étangs et des rivières qui seroient coupés à pic dans une hauteur suffisante, il suffiroit de contenir les terres avec des murs de souténement; mais pour ceux qui seroient composés de collines arides, rocailleuses et qui présenteroient une pente très-rapide, on se borneroit à combler les fossés supérieurs susceptibles de se remplir dans les crues d'eau, d'augmenter la rapidité de la pente quand la chose seroit possible, et de creuser des tranchées pour que ces eaux et celles des pluies pussent se précipiter toujours au fond de l'étang, et nullement s'isoler pour se corrompre à l'écart.

(1) C'est principalement dans le voisinage des rivières qui ne peuvent dégorger dans la mer, que ces inondations considérables pourroient emporter des portions de digues; mais comme elles arrivent moins dans la saison qui mettroit la récolte en péril, les eaux bourbeuses de ces rivières qui se précipiteroient dans ces possessions, et qui n'auroient point d'autre issue, déposeroient un limon considérable et très-fertile qui payeroit souvent et au-delà les dégâts qu'elles auroient fait.

100. Une autre mesure non-moins importante, consisteroit à fermer, par des encaissemens, les anses des rivières, afin de leur donner un alignement qui assureroit la direction et le cours des eaux (§. 25, 90); à nettoyer avec des moulins ou pontons, les embouchures de celles qui se vident dans la mer, et à enlever le terreau et le limon qu'elles déposent, pour que leur cours ne soit pas arrêté et qu'elles ne se répandent pas dans le voisinage.

Nous avons déjà expliqué (§. 22), comment les fleuves abandonnés aux seules lois de la nature, tendent à prolonger sans cesse leur ligne et à élever leur lit au niveau de l'horizon des campagnes, à mesure qu'ils déposent à leur embouchure une grande partie du limon et des terres qu'ils ont entraîné en dévastant les hauteurs qu'ils venoient de parcourir. Nous ne connoissons que le moyen que nous venons d'indiquer, pour remédier à cet inconvénient, qui auroit pour dernier résultat de changer la direction des rivières à leur embouchure et de combler les canaux, ou qui obligeroit enfin à bâtir de nouvelles digues pour prévenir des inondations : nous observerons encore qu'on pourroit faire servir les atterrissemens qu'on auroit retiré du fond de ces rivières, à élever le niveau des terres voisines et trop basses.

III.

101. Après avoir resserré les étangs autant que le permettroient les travaux qu'il seroit possible d'exécuter pour cela, et la disposition ingrate des lieux ; il faudroit tâcher d'y introduire et d'y retenir, en été, la plus grande quantité d'eau possible. C'est à quoi l'on auroit déjà réussi en partie au moyen de ces travaux que nous venons de proposer (§. 92 à 100) ; outre qu'ils rendroient plus complètes, plus durables et infiniment plus faciles les mesures de salubrité que nous avons en vue dans ce moment.

102. Les graux, c'est-à-dire, les ouvertures qui établissent une communication entre la mer et les étangs, sont d'une grande utilité sans doute pour les rafraîchir, pour renouveler ces eaux stagnantes, et suppléer à la déperdition qu'il s'en fait par une évaporation continuelle ; mais j'ai déjà fait connoître les causes qui ne permettoient pas d'en attendre tout le bien desiré (§. 91). A ces diverses causes, nous pourrions ajouter l'impulsion contraire et nuisible des vents de terre qui rendent à la mer une grande partie de celle que les étangs en ont reçu, et qui en épuisent quelques-uns à tel point, que ces eaux seroient

souvent assez douces pour servir à la boisson, si elles n'avoient contre elles, en tout autre temps, que leur salure.

103. Puisque les graux, tels qu'ils sont aujourd'hui, ne peuvent ordinairement suffire pour inonder les étangs, et dans certaines circonstances les inondent avec excès, nous pensons qu'il seroit d'abord utile de perfectionner ceux que la nature a formés, et d'en créer de nouveaux partout où ils paroîtroient nécessaires pour parvenir au but désiré.

Les moyens par lesquels nous voudrions perfectionner les graux, seroient de donner une profondeur et une largeur suffisantes à ceux qui pèchent par ces dimensions, et de placer dans leur situation la plus convenable, des portes ou écluses qu'on ouvriroit ou qu'on fermeroit à volonté, afin de permettre la communication de la mer pendant le flux, et d'empêcher le retour de ces eaux lors du reflux, ou lorsque les vents de terre qui continuent long-temps à souffler, mettent à découvert la vase qui remplit ces grands réservoirs. Car nous le redirons encore, parce qu'on ne sauroit trop insister sur ce point, c'est alors que les gaz infects se forment en quantité, par la fermentation des matières que favorise une petite quantité d'eau fortement échauffée par la chaleur du soleil, et qui dissout plus aisément alors les matières qui se corrompent. Si dans cet état de choses la mer rentre dans les étangs, elle les bouleverse ; elle dégage les gaz qui y étoient retenus et interposés ; elle apporte encore de quoi alimenter ces cloaques, les agrandit souvent en humectant de nouveau sur ses bords les masses desséchées qui ne fermentoient plus, et se retire ensuite jusques à de nouvelles irruptions, avec l'eau claire et limpide qu'elle avoit apporté, précisément celle qui étoit la plus nécessaire à la salubrité de ces lieux, et qu'il importe tant de retenir.

104. Le courant rapide qui par les vents du nord sort de l'étang de Thau pour passer dans le port de Sète, qui lui-même pourroit, à bien des égards, être considéré comme un grau, puisqu'il établit la seule communication qu'il y ait entre cet étang et la mer ; et le courant opposé qui vient de la mer par les vents du large sont assez considérables, pour prouver la grande quantité d'eau que rendent et reçoivent les étangs en général, et les avantages de ces écluses durant les mois les plus chauds de l'année. On seroit surpris en effet, de la quantité d'eau qui passe de retour par le canal de Thau, et qu'on retiendroit par le

moyen proposé. Le courant qu'elle forme ressemble quelquefois à un torrent impétueux, qui ne se ralentit que lorsque les eaux ont atteint partout le niveau qu'elles cherchent. Des portes placées sous les arches du pont de Sète, qui traverse ce canal, qu'on auroit la facilité d'ouvrir et de fermer selon le besoin, comme on ferme et on ouvre les portes des écluses, rempliroient parfaitement notre objet pour le grau de cet étang.

105. Comme le moyen de salubrité que nous proposons se concilie avec un moyen semblable, pour préserver le port de Sète de l'ensablement, indiqué dans un Mémoire favorablement accueilli par la Société savante à laquelle celui-ci est adressé, je vais rapporter succinctement ces derniers moyens, d'où résulte la possibilité de conserver dans les étangs autant d'eau qu'on voudroit en retenir sans contrarier la navigation. Dans le passage du mémoire de M. Mercadier, que je vais citer à cet effet, on verra en outre, de quelle manière on pourroit construire des écluses sur tous les graux qui communiquent de la mer aux étangs; écluses qu'on pourroit néanmoins simplifier dans ceux où la navigation ne seroit pas indispensable.

« Ce seroit (observe M. Mercadier en par-

« lant du port de Sète) (1), un grand avan-
« tage de conduire les eaux du flux dans les
« étangs sans les faire passer par le port,
« pour les faire rentrer dans la mer lors du
« reflux. Or, cette idée pourroit s'exécuter en
« ouvrant une large communication entre la
« mer et l'étang, dans un endroit où la sépa-
« ration ne fût pas grande, afin d'avoir moins
« de terrein à creuser. On barreroit cette
« communication par un long déversoir sur-
« monté de petits arceaux, et chaque arceau
« seroit une porte busquée du côté des étangs.
« Le seuil de chaque porte seroit au niveau
« des basses-eaux. Quand la mer s'élèveroit
« au-dessus de l'étang, les petits venteaux
« qui n'auroient qu'environ quatre pieds de
« hauteur, s'ouvriroient pour laisser passer
« les eaux, et ils se fermeroient au contraire
« lorsque la mer descendroit. Il faudroit,
« éloigner, autant qu'il seroit possible, cet
« ouvrage de la mer, et le porter au bord de
« l'étang pour le mettre à l'abri des accidens.

---

(1) Recherches sur les ensablemens des ports de mer, et sur les moyens de les empêcher, particulièrement dans les ports de Languedoc. Mémoire qui a remporté le prix proposé, en 1784 et 1786, par la Société royale des sciences de Montpellier. pag. 48.

« On feroit, entre le port et l'étang un « semblable déversoir, dont les portes se- « roient busquées du côté du port. Ce déver- « soir devroit être accompagné d'un sas « d'écluse, afin que la navigation ne fût pas « interrompue lors du flux. »

106. En entretenant d'une manière convenable la libre communication des étangs entr'eux, et se réservant les moyens de la faire cesser par des portes ou simples vannes à coulisse qui fermeroient ces canaux de communication, on pourroit recevoir autant d'eau qu'on voudroit ou qu'en donneroit la mer par tous les vents qui l'agitent et qui l'élèvent, et la faire passer ainsi d'un étang dans un autre. On pourroit jouir du même avantage à l'égard des rivières qui traversent ces étangs, porter les eaux dans les parties qui souffrent le plus, et les rendre à volonté à la mer par l'ouverture qui paroîtroit la plus commode.

107. Au moyen de ces écluses, on pourroit aussi refuser l'entrée aux eaux de la mer, quand elles se trouveroient déjà suffisantes pour inonder les parties qui doivent l'être, et qu'on auroit à craindre que devenant beaucoup trop abondantes, elles n'humectassent et ne fissent fermenter de nouveau certaines étendues desséchées et brûlées par le soleil.

108. Je ne crois pas qu'on puisse m'opposer que les écluses étant fermées, les étangs en deviendroient plus malsains, à cause que le courant qui se dirige vers la mer se trouvant interrompu, la stagnation des eaux seroit plus grande. Je répondrai à cela, qu'un tel courant n'empêche nullement cette stagnation, ni la putréfaction et le dégagement des gaz qui a lieu sur le rivage; que ce courant n'étant pas interrompu, ne les dérange en rien, qu'il les favorise, au contraire, par l'action de décanter doucement toute l'eau qui nageoit à la superficie, et qui défendoit de la corruption les dépôts formés dans le fond de l'étang.

109. On ne peut pas craindre non plus, que ces écluses construites sur les graux puissent contribuer à barrer ces ouvertures en y causant des ensablemens, puisque le plus ordinairement on n'auroit besoin de les fermer et d'interrompre la communication que lorsque la mer seroit en retraite. Au contraire, les masses d'eau retenues et qu'on lâcheroit dans quelques circonstances pour les laisser rentrer dans la mer, contribueroient à nettoyer et à recreuser le fond des graux; car les écluses ouvertes tout-à-coup, en augmentant l'effort de l'eau et ajoutant à sa vîtesse, ne manqueroient pas d'entraîner les dépôts qui se seroient formés auparavant.

110. L'atterrissement ne pourroit se faire non plus du côté des lagunes et aux portes des écluses, par la raison que nous avons déjà donnée (§. 108); c'est-à-dire, que l'eau qui s'épanche ou qui décante dans la mer, est presque toujours pure et limpide, et qu'elle ne peut laisser des dépôts considérables, que d'ailleurs le courant ameneroit.

111. Les graux seroient peut-être en nombre suffisant et assez bien espacés dans de grandes étendues de la côte, notamment pour celle de Mauguio, Pérols et Maguelonne; mais il est d'autres portions de cette côte du département qui en manquent et où il seroit utile d'en ouvrir de nouveaux. Nous avons prouvé combien il seroit avantageux d'en creuser un autre dans l'étang de Thau, afin d'établir un courant avec le grau ou port de Sète (§. 105).

112. Il est une autre espèce de graux qui ne laisse pas que d'être favorable à la salubrité des étangs, et que nous pourrions appeler *graux imparfaits* pour les distinguer des autres. Ceux-ci ne sont pas assez ouverts, ni creusés assez profondément pour établir en tout temps une libre communication des étangs avec la mer; puisqu'ils sont toujours

à sec sur la fin de l'hiver, et seulement pratiqués quand la mer est houleuse et très-agitée. Ceux-ci assez nombreux, ont l'avantage d'ensabler des portions considérables d'étangs adossés contre la plage. C'est ce que prouvent de profondes et larges sinuosités que présentent ces lagunes vers les parties qui sont dans la direction des graux dont nous venons de parler et qu'on trouve couvertes d'un sable pur qui les assainit et qui les dessèche. On ne remarque pas en effet sur ces bords des étangs, même à d'assez grandes distances de ces graux, cette bordure large et de couleur noire, qui est celle de la vase, ni les couches de diverses espèces de fucus différemment colorés, qui dessinent ces bords et en varient les nuances.

113. Il est un autre moyen d'inonder les étangs ou ces portions d'étang qui ne reçoivent pas en été une quantité d'eau suffisante ou qui ne communiquent pas avec la mer, et ceux qui, situés dans des lieux très-bas, ne pourroient être desséchés : c'est de faire des saignées pour dériver sur ces eaux celles des rivières, telles que l'Hérault et autres assez considérables ou convenablement situées pour assurer le succès d'une pareille mesure. On pratiqueroit à cet effet, à l'endroit le plus convenable de ces rivières, le plus à portée

des étangs ou d'une pente assez rapide qui auroit cette direction, un épanchoir avec des vannes à coulisse, par lequel on prendroit autant d'eau qu'il en faudroit pour les remplir. Au moyen de ces épanchoirs, on ne donneroit l'eau que quand elle seroit nécessaire et seulement pendant les chaleurs. On imiteroit et on perfectionneroit par ce moyen, surtout si on l'associoit avec celui des écluses que j'ai proposé de construire sur les graux des étangs, cette sage mesure d'Empédocle, disciple de Pythagore, qui pour délivrer les Salentins des exhalaisons dangereuses dont ils étoient les victimes, fit détourner dans leurs marais deux rivières voisines qui en purgèrent les eaux croupissantes et purifièrent l'air que ces marais infectoient. On inonderoit, par exemple, avec la rivière du Lez, les portions des étangs de Pérols et de Maguelonne qu'on n'auroit pu dessécher. On leur rendroit, par ce moyen, et en s'aidant des écluses s'il n'y avoit pas assez de pente, une partie des eaux qui se répandoient jadis en entier dans toute leur étendue, et qui entretenoient la salubrité dont ils jouissoient sans doute alors ; salubrité qu'ils ont perdue à mesure des changemens que les temps ont opéré. La disposition actuelle des lieux ne permet pas de douter que la rivière du Lez n'ait traversé en entier ces étangs, en se confondant avec eux avant de se jeter dans la mer, et qu'elle ne les ait ensuite séparés par ses atterrissemens, dans la plus grande étendue du trajet qu'elle parcourt aujourd'hui, en se formant par ces atterrissemens un lit particulier qui les isole.

IV.

114. Les moyens que je viens de proposer, (§. 89 à 113) comme les plus propres à combattre les diverses causes qui favorisent le dégagement des gaz délétères qui se répandent dans l'atmosphère, remédieroient déjà à cette dernière cause, ou au parfait repos des eaux stagnantes dont ils entretiendroient le mouvement. Les graux continueroient d'avoir une communication aisée avec les étangs et à les agiter, quand la mer le seroit suffisamment elle-même par les vents du large. Cette impulsion donnée à une masse d'eau qui, par les moyens indiqués auroit une plus grande profondeur, seroit bien plus durable et plus sensible que lorsqu'elle ne porte que sur une profondeur infiniment moindre; car l'agitation que reçoit l'eau qui ne couvre la terre que de quelques lignes, est presqu'aussitôt détruite par le frottement du fond. Cette forêt de plantes aquatiques

que l'eau de l'étang recouvre à peine (§. 18), et ces grandes nappes de conferves qui surnagent et que nous avons proposé d'enlever (§. 90), ne pourroient ralentir non plus l'impulsion donnée par les vents et par les vagues de la mer. L'agitation entretenue par cet agent se soutiendroit plus long-temps, se feroit sentir à de grandes distances, et se ranimeroit par la résistance qu'opposeroient les bords de l'étang, plus rapprochés et taillés à pic de divers côtés.

115. Mais un inconvénient grave auquel pourtant on a remédié en partie, est celui que présente le canal des étangs, qui est un prolongement de celui des deux mers. Ce canal qui traverse, en suivant une ligne parallèle à la côte et à la méditerranée, le milieu des étangs de Pérols, de Maguelonne et de Frontignan, retient les eaux qui baignent la chaussée du côté de la mer, et les empêche de communiquer avec celles qui sont en stagnation du côté opposé; de sorte que ces eaux ne pouvant point être rafraîchies, ni participer au mouvement intestin de la mer, se corrompent avec la plus grande facilité, et imprègnent l'atmosphère de leurs exhalaisons. Cependant ces étangs qui ont un fond d'eau

moins considérable (qui a obligé sans doute de construire le canal en question), sont précisément ceux qui peuvent le moins supporter les inconvéniens que nous venons de faire remarquer.

Il seroit à désirer, et c'est sans doute le projet, que l'on continuât les ouvertures déjà faites à ce canal, pour entretenir la libre communication et le facile renouvellement des eaux. De vastes étendues de l'étang de Frontignan, jouissent déjà des bienfaits de cette réparation utile, qui permet d'arriver jusqu'à eux les eaux qui viennent de tout côté, soit par le grau neuf, soit par le port de Sète en suivant la direction du canal de Frontignan, ou enfin par quelques rivières qui débouchent dans ces étangs. Les portes ou vannes à coulisse que nous avons proposé d'ajouter à ces ouvertures qui entretiennent une communication entre les divers étangs, (§. 106), pour donner la facilité de recevoir ou de refuser l'eau dans ses différentes parties, ajouteroient encore à ces premiers avantages.

SECTION SEPTIÈME.

DES BOIS ET DE LEUR UTILITÉ POUR ENCHAINER ET DÉCOMPOSER LES MIASMES DÉLÉTÈRES, DANS LES LIEUX MÊMES OU ILS SE FORMENT.

116. Après nous être successivement occupés des diverses causes qui concourent à la

production des gaz septiques et des moyens de remédier à ces causes, nous allons indiquer ceux dont on pourroit se servir pour enchaîner et décomposer dans les lieux mêmes de leur naissance, les gaz dangereux à la formation desquels on ne se seroit point opposé, parce qu'ils exigeroient des travaux qu'on ne se sentiroit pas la force d'entreprendre ou qu'on ne pourroit exécuter qu'en partie. Car parmi ces lagunes il en est, ou au moins de grandes portions, qui presque comblées par des atterrissemens, devroient être confondues avec les marais; avec cette différence pourtant, que les inondations fréquentes qu'elles souffrent et qu'il seroit presqu'impossible d'empêcher, ne permettent pas encore de tenter leur entier desséchement.

117. Il est reconnu que l'atmosphère des lieux palustres, malsaine pour l'homme, entretient une végétation vigoureuse; tandis que celle-ci corrige l'air et verse d'autres produits gazeux, nécessaires à la conservation des animaux. La végétation est donc un moyen que la nature nous fournit pour corriger les vices d'une atmosphère marécageuse, pour enchaîner et absorber les gaz septiques, resserrer l'espace qu'ils occupent, et diminuer l'activité de cette cause dans la production des maladies.

118. Les avantages que l'on retireroit des bois que je propose de planter sur toute la rive continentale des étangs du département de l'Hérault, seroient considérables ; car ces bois, outre l'utilité de purifier l'atmosphère, défendroient les villes et bourgs disséminés sur la côte, des exhalaisons pestilentielles que leur apportent les vents de mer lorsqu'ils passent sur les étangs. Ils défendroient de même la plage et les voyageurs qui suivent le canal, puisque les vents de terre qui dans leur direction opposée se chargent, comme les précédens, des émanations qu'ils rencontrent sur leur passage et qui s'élèvent sur les bords de ces eaux dormantes, les apportent aussitôt sur la plage ou côte maritime. Ajoutons, en faveur de ce moyen de salubrité, que les arbres, à raison de leur ombrage et de la fraîcheur qu'ils procurent, condenseroient ces exhalaisons marécageuses, qu'ils les empêcheroient de trop s'élever et de s'étendre; que ces vapeurs septiques ne pourroient être entraînées par les vents de terre qui franchiroient, sans pouvoir les atteindre, les bois qui leur serviroient d'abri ; qu'elles ne pourroient être entraînées non plus par les vents de mer, puisque ces vents, quand ils viendroient à dominer, renfermeroient dans ces bois les miasmes ou brouillards épais qui reposeroient

sur ces bords fangeux. La dilatation de l'air par le soleil levant ou les zéphyrs qui le précèdent, auroient des effets analogues à ceux que nous venons de décrire en parlant de ces derniers vents.

119. Mais il conviendroit d'avancer ces bois aussi près que possible des étangs, et même de planter dans l'eau les espèces susceptibles d'y prospérer. Nous avons pour cela plusieurs motifs; 1.° ceux que nous venons de faire connoître (§. 118); 2.° celui de gagner assez d'espace pour épargner les terres susceptibles de culture sans rien ôter à l'épaisseur des bois; ou pour laisser une distance suffisante, la plus grande possible, entre ces bois et les lieux habités; 3.° celui de resserrer les eaux dans leur lit: car on a vu des marais, des étangs et des rivières s'étendre après l'incendie des bois qui les contenoient; 4.° celui de faire pomper par de profondes racines et par des branches étendues, les sucs de la végétation qui circulent, soit dans l'intérieur de la terre, soit dans l'atmosphère, et de diminuer, par l'assimilation, la quantité de matières putrescibles; 5.° enfin, cette chaîne de verdure placée tout-à-fait au bord de l'étang, par où commence et se prépare l'infection, contrarieroit mieux celle-ci, ou du moins

suspendroit ses progrès, à cause de l'ombrage et de la fraîcheur qui occuperoit ces bords dans de grandes étendues, dès que le soleil, après avoir passé son midi, gagneroit vers le couchant. Nous avons fait connoître ailleurs, combien l'action combinée de la chaleur et de la lumière étoient propres à exciter dans les marais une fermentation septique, et à faire prospérer toute sorte d'insectes (§. 18 et 65).

120. Non-seulement les arbres tempèrent la chaleur qui hâte l'évaporation et la corruption des eaux stagnantes; non-seulement ils empêchent la trop grande dilatation et le déplacement des vapeurs qui s'en élèvent; mais ils se les approprient, ils les absorbent à mesure par leur écorce d'une nature sèche et spongieuse favorable à cette absorption; tandis que le feuillage qui nage dans l'air, qui l'agite et reçoit l'impression des rayons lumineux, verse continuellement un air pur qui répare l'atmosphère.

121. De nombreux exemples prouvent que l'infection des eaux stagnantes et marécageuses diminue considérablement, dès que ces lieux sont couverts par des bois touffus. De grandes étendues de pays de la Guinée et de la Loui-

siane où il y des marais, des eaux stagnantes et des terres incultes, mais qui offrent partout des bois épais et impénétrables aux rayons du soleil, sont néanmoins assez sains, et les habitans ne souffrent aucune incommodité de cette situation (1). Lind rapporte comme un exemple digne de notre attention, qu'un capitaine de vaisseau qui étoit venu débarquer à la Dominique, et qui amenoit douze hommes pour abattre des arbres, afin de mettre en état de culture une pièce de terre qu'il avoit achetée, fut en peu de jours obligé de se désister de son projet. Onze de ses travailleurs, ainsi que lui, étoient déjà atteints de fièvres violentes, qui se terminèrent en intermittentes obstinées, dont plusieurs périrent.

Les dangers qu'entraîne la coupe des bois dans ces climats sont si grands, qu'on a vu beaucoup de blancs livrés à ce travail, tomber malades dans la matinée, et mourir avant la nuit. On a cru même devoir proposer qu'on n'en chargeât que les malfaiteurs condamnés à mort, pensant que leurs crimes seroient par-là suffisamment punis (2).

---

(1) Lind, ouvr. cité.

(2) Ibid., pag. 197-8.

M. Cassan, cité par le docteur Alibert (1), fait cette sage remarque « que les marais sont « peu pernicieux dans les Antilles, tant « qu'ils sont couverts par des bois touffus qui « empêchent l'accès du soleil, et que les voi- « sins n'en éprouvent alors d'autre inconvé- « nient que celui qui résulte ordinairement « du voisinage d'un air extrêmement humide; « mais que lorsqu'on abat les bois et qu'on met « le terrein en contact immédiat avec les ra- « yons solaires, les fièvres pernicieuses déso- « lent alors toutes les habitations environ- « nantes, et font périr le plus grand nombre « des malheureux qui ont travaillé au dessé- « chement. »

122. Nous pourrions trouver d'autres preuves de l'utilité des bois plantés sur le bord des étangs, dans l'insalubrité même que certains ont causé en divers lieux, et qu'on n'a fait cesser qu'en les faisant abattre. C'est que ces bois mal situés avoient des effets contraires; ils empêchoient sans doute la libre circulation de l'air ou l'accès des bons vents, sans couvrir un terrein humide et marécageux, sans opposer une barrière utile à un air malsain. D'autres fois ces bois n'étoient pas assez touffus

(1) Alibert, Traité des fièvres pernicieuses, pag. 232.

pour ensevelir ce mauvais air, pour le purifier, quoiqu'ils le fussent suffisamment pour le retenir et pour empêcher l'action des vents qui lui auroient donné une autre direction. D'autres bois sont insalubres dans les bas-fonds, où l'air circule avec peine et se renouvelle difficilement, parce qu'ils retiennent les miasmes et les vapeurs humides qui diminuent sa pureté et son élasticité. C'est encore ainsi que peuvent nuire des arbres plantés sans ordre et dans la seule vue qu'ils absorbent l'air impur pour rendre de l'oxigène, sans raisonner les lieux où il convient de faire ces plantations, ni la direction qu'il faut leur donner. Nous avons parlé ailleurs de la grande insalubrité de Lattes, augmentée par la quantité de saules qui entourent chaque prairie du lieu (§. 70).

123. On pourroit nous objecter, peut-être, qu'une grande quantité d'arbres attirent et entretiennent l'humidité de l'air, comme on a pu le reconnoître en observant qu'en certains pays la destruction des forêts avoit changé la constitution locale de l'air en la rendant plus sèche; et que dans d'autres on avoit vu tarir des fontaines situées aux pieds des collines, depuis qu'elles avoient été dépouillées des arbres qui les couvroient. Ces faits sont incontestables;

mais observons, relativement aux lieux qui nous occupent, que cette même propriété qu'ont les arbres d'attirer et de retenir l'air humide, doit contribuer à la sécheresse des contrées limitrophes des étangs, puisque ces bois attireroient l'humidité de ces contrées par un des côtés, tandis que l'autre en regard de la mer, opposeroit une barrière à l'air humide et retiendroit ou essuieroit celui qui l'auroit pénétrée. Remarquons enfin que par la direction que suivroient ces bois plantés au bord de l'eau, le pays se trouveroit entièrement fermé aux vents humides et découvert aux vents secs.

124. Ces bois plantés sur la lisière des étangs ou des marais qu'on ne pourroit dessécher, sépareroient donc la partie saine et habitée du pays d'avec celle qui est déserte et insalubre; les étangs et les marécages, d'avec le terrein sec et propre aux cultures. Ils tempéreroient les chaleurs pendant les ardeurs de la canicule, en versant continuellement une fraîcheur salutaire, et en absorbant le reflet incommode d'une lumière intense ou des rayons solaires sur les eaux et les sables de la mer : ils sortiroient des marécages et tiendroient loin du danger auquel elle s'expose tous les jours, cette classe d'hommes si pré-

cieuse, qui s'occupe des travaux les plus utiles. Sans doute qu'on seroit obligé d'abandonner à ces plantations, certaines terres de bon rapport; mais indépendamment de l'espoir que ces terres pourroient dans la suite, et à mesure que les bois s'avanceroient vers les étangs, être rendues à la charrue, et de l'indemnité présente qu'offriroit le produit des coupes, nous pensons que les meilleures terres situées dans les marais sont autant de piéges tendus à la vie des hommes, dont on ne sauroit assez les tenir éloignés. Les inconvéniens attachés à la conservation de ces bonnes terres sont assez prouvés par les malheurs qui sont résultés d'une conduite inverse, c'est-à-dire, de la coupe des bois situés près des marécages dans l'intention de les consacrer à la charrue.

Mais je suppose encore qu'on voulut conserver plusieurs de ces bonnes terres, et laisser des lacunes dans les plantations d'arbres que nous proposons; telle est l'excellence de ce moyen de salubrité, qu'il peut être pratiqué partiellement, à mesure des moyens qu'on auroit pour l'exécution, et toujours avec des avantages proportionnés à l'étendue des plantations qu'on auroit faites.

125. Comme les vents ont une grande influence, soit en bien, soit en mal, sur la salubrité

d'un pays, nous devons prouver actuellement que des bois plantés dans les lieux désignés seroient une puissante barrière contre les mauvais vents, sans empêcher l'accès des bons.

Les étangs du Département de l'Hérault suivent à-peu-près la direction de l'Est au Sud-Sud-Ouest de ce Département. Des bois, établis sur les bords de ces étangs, devroient donc mettre une grande partie de la côte à l'abri des vents d'Est, très-malsains en toute saison, mais principalement en été et en automne, en ce qu'ils traversent la Camargue, les marais d'Aiguesmortes, et qu'ils transportent l'infection des eaux corrompues qu'ils soulèvent dans leur marche. Ils préserveroient également des vents du Sud, du Sud-Sud-Est et de leurs collatéraux qui, comme les précédens, passent sur des eaux corrompues, qui relâchent la fibre, jettent dans la langueur et l'abattement les hommes et les animaux, leur ôtent l'appétit et les forces, et les disposent ainsi aux maladies qui semblent se prévaloir de l'état de foiblesse dans lequel ils se trouvent. Cette barrière, il est vrai, seroit opposée aux brises ou vents périodiques du Sud-Sud-Ouest, autrement appelés le *Garbin* ou le *Paresseux* (1), et à celui du Sud-Ouest ou

(1) Mal-à-propos, on a surnommé le *Paresseux* ce vent périodique, à cause qu'il se lève tard; car il

Labech avec lequel on le confond, si propres l'un et l'autre à tempérer les ardeurs du soleil et à nous faire supporter la chaleur du jour. Mais outre que ces vents qui passent

---

seroit moins agréable, moins salutaire, s'il paroissoit plutôt sur l'horizon et avant que la chaleur fut assez forte. Il commence à faire sentir sa bénigne influence dès que celle-ci est moins supportable, c'est-à-dire, vers les neuf à dix heures du matin, règne dans toute sa force vers les deux heures après midi, alors que la chaleur est excessive, et va ensuite s'affoiblissant jusqu'à ce qu'il se retire tout-à-fait aux approches du crépuscule et de la fraîcheur qu'il ramène. On observe, dit l'abbé Raynal, en parlant du vent d'Est (qui est pour les Antilles ce que le Garbin est pour nous) « que « ce vent se trouve plus régulier, plus fort sous la cani- « cule que dans les autres temps, parce que le soleil agit « plus vivement sur l'air. C'est ainsi, remarque cet « historien philosophe, que la nature fait servir les « ardeurs même de cet astre au rafraîchissement des « contrées qu'il embrase. Ainsi dans les pompes à feu, « l'art emploie cet élément à remplir sans cesse de nou- « velle eau des cuves d'airain qu'il épuise par une « évaporation continuelle (Raynal, histoire philosoph. et polit. tom. II in-4.° chap. 47). Ce surnom de paresseux conviendroit mieux selon nous à ce vent, lorsqu'il laisse paisiblement régner son collatéral le vent du Sud, et celui du Levant qui jettent dans une apathie générale, et qui enchaînent les facultés physiques et morales, sans qu'il daigne en quelque sorte venir au secours de l'homme épuisé et incapable de supporter le travail, pour relever ses forces et le ranimer de son souffle salutaire.

sur les marais et sur les étangs, ont besoin de s'essuyer à travers des bois pour laisser la portion d'humide infect dont ils sont chargés, et qu'ils nous font savourer sans précaution dans ce séduisant véhicule, ces brises qui s'étendent jusqu'à six ou sept lieues dans les terres, sont trop vives et trop précipitées pour ne pas se faire sentir, même au pied des arbres qui sembleroient leur fermer la côte.

Nul changement d'ailleurs, nul obstacle à la libre circulation des vents qui sont à la suite de ceux dont nous venons de parler, en revenant jusqu'à l'Est d'où nous sommes partis ; elle se continueroit comme par le passé. Or il est de fait que les premiers de ces vents, jusques et y compris le Nord-Ouest, sont tous frais et agréables ; ce sont les vrais zéphyrs de nos contrées, opposés par leurs effets et par leur direction aux vents insalubres que nous avons déjà fait connoître. Ceux-ci, qui viennent de la mer et des étangs, sont pestilentiels ; ceux de terre sont salutaires : ils font cesser la mortalité dont les autres ont apporté la cause.

126. Nous croyons avoir suffisamment prouvé les avantages des bois plantés sur la lisière des étangs, pour et à défaut des premiers moyens proposés (§. 89 à 115) dans l'intention de

s'opposer à la corruption des eaux, pouvoir isoler, ou neutraliser l'air insalubre qu'elles émanent; mais comme si tout étoit disposé par la nature ingrate des lieux pour accroître les difficultés, il faut que l'eau de la mer, si nécessaire pour rafraîchir et pour remplir les lagunes en été, outre le désavantage de favoriser, par son mélange avec l'eau douce, une décomposition plus prompte, plus complète, et des exhalaisons plus dangereuses, ait encore l'inconvénient de nuire aux arbres que nous voudrions rapprocher autant que possible de ces rives impures. Le saule, par exemple, qui se plait, et croît avec la même rapidité dans les eaux stagnantes auxquelles il est si bien approprié, ne peut, d'après l'expérience qu'on en a faite, résister à la salure des eaux de la mer, non plus que d'autres espèces d'arbres indigènes; ils meurent pour la plupart. Il faudroit donc planter en première ligne les arbres ou arbrisseaux qui supportent le mieux l'eau salée, notamment le tamaris, *tamarix gallica*; arbrisseau qui devient arbre, qui croît abondamment et sans culture sur le bord de la mer, et qui est même le seul, sur lequel nous puissions solidement compter. Peut-être que le Pin maritime, quoiqu'il vienne lentement, s'accommoderoit de l'eau salée et des vents de mer sensiblement imprégnés de sel qu'ils manifestent au goût. Mais on pourroit encore, pour décider un bon choix des espèces d'arbres les plus susceptibles d'être exposées avec succès au marin et le plus près possible de ces eaux salées, faire des essais sur celles qu'on pourroit se procurer indigènes ou exotiques, et les répéter au besoin.

127. La précaution de retenir les eaux de la mer par les moyens que nous avons indiqués (§. 97 à 100), et de s'opposer ainsi à ses trop fréquentes invasions, contribueroit à conserver les arbres dont le pied ne seroit plus arrosé, ou beaucoup moins par cette même eau. Alors peut-être on réussiroit mieux à faire venir le saule indigène qui, outre qu'il est d'un bon revenu, se trouve propre à raison de sa grande porosité, à un accroissement rapide, par conséquent à une digestion prompte et à une décomposition proportionnée des mauvais sucs et de l'air impur.

128. Revenant à l'influence nuisible de l'air salé, nous remarquerons qu'une quantité d'arbres réunis se défendroient mieux en se protégeant les uns par les autres contre son action malfaisante, surtout aux dépens

des arbres qui seroient en première ligne, ceux qui se trouveroient placés dans les seconds ou dans les derniers rangs.

129. Nous ne parlons pas de faire venir des arbres sur des collines élevées, arides et rocailleuses qui se prolongent quelquefois jusque dans l'étang ; car c'est-là où ils seroient le moins utiles. En effet, ces collines très-étendues, couvertes le plus souvent de végétaux aromatiques et ouvertes aux bons vents, diminuent plutôt qu'elles n'augmentent l'insalubrité, en permettant l'accès d'un air frais et vif qui agite celui qui restoit en stagnation, le rejetant dans la mer et le renouvelant par intervalles. Ajoutons que ces collines élevées peuvent retenir là, et empêcher de pénétrer dans des pays sains, les brouillards poussés de dessus les étangs par les vents de mer ; qu'elles peuvent aussi les essuyer ou corriger en partie leurs principes septiques ; car nous croyons avec le physicien Changeux que les émanations des plantes odorantes, en se combinant avec celles qui s'élèvent des marécages, peuvent en affoiblir jusqu'à un certain point la pernicieuse influence, ou en corriger les différens vices par des qualités qui leur sont particulières.

130. Une fois qu'on auroit créé dans une largeur suffisante, et partout où ils seroient nécessaires, des bois épais pour défendre la côte du mauvais air, on pourroit permettre aux propriétaires de couper des portions de ces bois pour en cultiver le terrein, à proportion de ce qu'ils auroient réussi de pousser plus loin la rive, et à y faire venir d'autres arbres assez touffus pour la défense des lieux. On feroit ainsi aux lagunes une guerre continuelle, utile à la santé et à la fortune des propriétaires (1).

131. On devroit d'autant plus insister ou redoubler d'efforts pour faire prospérer et venir des bois sur le bord des étangs, que cette barrière une fois établie se fortifieroit toujours davantage avec le temps et aux frais de la nature, qui au contraire, comme une ennemie jalouse et infatigable des ouvrages qu'élève la main de l'homme, et qu'elle s'ef-

---

(1) Il est d'autres réglemens ou mesures de police que dictent la prudence, quant à la coupe et à l'entretien des bois qui se trouvent auprès des eaux malsaines ; mais comme des détails précieux sur cet objet se trouvent recueillis dans le beau travail de Lancisi, (*De noxiis paludum effluviis*, *cap. VI*, *lib. I*, *pars II*) il nous suffit d'y renvoyer.

force toujours à détruire pour régner de nouveau sur ses ruines, obligeroit à des frais d'entretien et à une surveillance continuelle, après l'exécution des moyens que nous avons indiqués précédemment (§. 89 à 115), quoiqu'ils soient d'ailleurs infiniment préférables.

132. Si l'on réussissoit à fermer les étangs par des bois ou à les rendre salubres par les autres moyens indiqués, alors seulement il faudroit faire couper les arbres qui tiennent l'air en stagnation sur divers lieux de la côte, ceux de Lattes surtout dont nous avons fait connoître les inconvéniens. Autrement, et si l'on ne pouvoit établir une barrière assez puissante, il faudroit bien se garder d'abattre ces arbres. Car pour rendre la salubrité à quelques masures, on permettroit aux miasmes des marais d'être facilement transportés par les vents jusque dans les cités populeuses. Plus ces lieux seront infects, plus ils empêcheront la circulation de l'air, plus heureuses aussi seront les contrées sur lesquelles ils pourroient se soulager. Montpellier et les lieux voisins en vue de la mer sont assez sains, parce que Lattes ne l'est point du tout. Si on vouloit procurer plus de salubrité à ce village en coupant les saules dans lesquels il est caché, on verroit diminuer relativement celle de Montpellier et des environs.

SECTION HUITIÈME.

DE DIVERS MOYENS ACCESSOIRES OU PALLIATIFS CONTRE L'INSALUBRITÉ DES ÉTANGS.

133. Nous voici arrivés aux derniers moyens, mais qui ne sont que les accessoires ou le complément de ceux que nous avons indiqués jusqu'ici ; car si l'on négligeoit les premiers, ceux que nous allons proposer ne pourroient que très-peu amoindrir le mal, ou ne serviroient qu'à préserver quelques individus qui, à raison de leur état et de leur fortune, pourroient par eux se mettre un peu mieux à l'abri des émanations délétères des marais et s'exposer avec moins de danger à leur influence.

Parcourons rapidement les plus essentiels de ces moyens : observant d'abord que par le seul exposé que nous avons fait des causes qui perpetuent l'action funeste de l'air marécageux (sect. 5.ᵉ), nous avons par cela même suffisamment indiqué, du moins pour la majeure partie de ces causes, les moyens d'y remédier.

134. La surveillance d'une police sévère et attentive, tant dans l'intérieur des villes et des villages que dans les campagnes, feroit

un grand bien dans le voisinage des étangs. Elle y seroit d'autant plus nécessaire, qu'il y a beaucoup plus de précautions à prendre dans ces lieux que partout ailleurs ; attendu, comme on l'a très-bien observé, qu'une cause malfaisante, qui isolée ne produit aucun mauvais effet, en peut produire de très-graves lorsqu'elle concourt avec d'autres; attendu encore que ces secours d'hygiène publique qui contribuent tant à la salubrité de tous les pays, sont précisément fort négligés dans ceux-ci qui en ont le plus grand besoin, et où même il semble qu'on les ignore tout-à-fait.

Zimmermann prouve par un exemple qui n'est par étranger à notre sujet, ce que peut pour le bonheur des hommes, une administration sage et éclairée qui veille sans cesse à leur conservation. « A Zurich, la Rivière de « Sihl venoit de se déborder et d'inonder « un des meilleurs quartiers de cette ville. « Les magistrats de cette heureuse répu- « blique enjoignirent à tous les habitans de « ces quartiers de défaire le plancher des « appartemens, d'enlever le fond humide « et d'y répandre du sable sec. Moyennant « ces attentions, on fut garanti de tous les « maux qui pouvoient résulter de cet acci- « dent ».

135. Nous allons parler d'abord de la police rustique. Celle-ci s'occuperoit essentiellement des fossés qui entourent les possessions ou chaque partie de possession des particuliers, lesquels communiquent entre eux et souvent avec les étangs, qui les remplissent pour l'ordinaire de plantes marines ou autres débris qu'ils charrient. Il faudroit, en premier lieu, rendre très-libre la communication des fossés les uns avec les autres et avec les étangs ou canaux de décharge, et ensuite combler ces fossés de manière à ce qu'ils pussent continuer à recevoir et à filtrer les eaux qui y séjournoient sans écoulement. M. le Comte Chaptal avoit proposé, à cet effet, de jeter un lit de pierre calcaire sur le fond, et de renverser simplement dessus la terre des champs voisins. Il observe que par ce moyen simple et même peu coûteux on permettroit toujours l'écoulement des eaux, et qu'on redonneroit au pays un dixième peut-être de terres labourables de plus, qu'on pourroit partager entre les propriétaires des champs voisins pour les dédommager du peu de terre qu'on leur auroit pris pour le comblement (1).

---

(1) Voy. le Mémoire de M. Chaptal sur l'insalubrité des lieux voisins de nos étangs. Montpellier, 1783.

Plusieurs fossés utilement couverts d'après ces vues, ont prouvé l'excellence de ce moyen, et qu'on pourroit s'en servir avec avantage autour des maisons situées dans des lieux bas et humides, afin de les rendre plus saines.

136. On feroit aussi combler, ou dessécher entièrement, à l'avantage des communes ou des propriétaires légitimes, et à leur refus par des particuliers qui voudroient s'en charger pour leur compte, toutes les flaques, mares ou étangs de peu d'étendue qui sont disséminés dans les terres. Les fossés qui servent à arroser les prairies (§. 75) seroient creusés et nettoyés avec soin, moyennant la précaution de ne pas trop les élargir, et de ne pas y laisser croupir l'eau, dont la libre circulation seroit surveillée avec toute l'exactitude possible. On ne permettroit pas aux propriétaires riverains de l'interrompre, ni d'affoiblir le mouvement des rivières en multipliant les saignées qui font perdre la force du courant, si nécessaire pour recreuser le lit et dégager les embouchures des atterrissemens qui s'y forment (§. 23). Ils ne pourroient pas non plus creuser des anses sur leurs bords ou sur ceux des canaux et des étangs, sans une permission expresse et sans

prendre l'engagement formel de les tenir en bon état et à l'abri des inconvéniens que nous avons fait connoître (§. 25).

137. D'abord par un motif de salubrité, mais aussi pour l'utilité de l'agriculture, les fosses à fumier seroient tenues moins larges et plus profondes. Elles seroient placées sur une terre argileuse ou assez compacte pour que l'eau, qui d'ordinaire filtre dans les terres, n'infectât pas les sources voisines. Elles seroient creusées à une certaine distance des fermes. La police, qui auroit sous sa surveillance les mesures de salubrité qui concernent particulièrement les canaux et les étangs, n'autoriseroit qu'en temps utile les travaux jugés nécessaires. Elle ne pourroit permettre, en toute saison, d'aller fouir dans le sein des mares putrides, et de transporter les boues et les plantes marines destinées à l'engrais des terres, non-plus que les joncs que l'on coupe dans les marais et qu'on destine à divers usages dans les ménageries.

« Quant à l'emploi de la vase, observe « M. Baumes (1), c'est perpétuer ou du moins « envenimer les maux qui proviennent de

(1) Ouvr. cit. p. 150.

« ces émanations, toutes les fois que la « destinant aux engrais, on l'étend sur les « terres, sans attendre qu'elle soit complète- « ment desséchée, surtout pendant une saison « sèche et chaude, et lorsque les vents du « midi règnent et gardent l'empire. Les pré- « cautions à prendre à cet égard sont simples. « Une fois que la tourbe est extraite dans le « temps le plus propre à détruire les effets « de ces émanations, comme sur la fin de « l'hiver ou au commencement de cette « saison, et pendant la station des vents du « nord, on doit transporter tout de suite la « vase sur les lieux et l'étendre promp- « tement ou l'amonceler ; l'étendre sur les « terres cultivées, si la température est favo- « rable, afin que la mettant à nu par une « grande surface, elle se dessèche vîte et « complètement ; l'amonceler, au contraire, « dans des lieux secs, éloignés de toute habi- « tation, pour lui donner le soin de se con- « vertir en fumier, si la saison n'est pas pro- « pice et qu'il y ait des risques à courir en « se conduisant autrement. Par précaution, « nous voudrions même qu'on recouvrît ces « tas de tourbes, soit avec une couche de « sable, soit avec une couche de terre, « pendant le temps consacré à la laisser « dessécher. »

138. Une bonne police dans chaque ville ou autres lieux habités, ne contribueroit pas peu au bien général. Elle s'occuperoit de tenir les rues bien pavées et dans une grande propreté : à leur donner plus de pente, plus de largeur et une direction convenable, à fur et à mesure de nouvelles constructions ou des réparations majeures, et moyennant la facilité d'abattre tant de maisons abandonnées ou qui tombent en ruine. Ces rues mieux ordonnées laisseroient un libre accès à l'air, aux rayons du soleil, aux vents du nord qui sécheroient plutôt les égoûts des maisons, ainsi que les boues et l'humidité qui résultent des pluies auxquelles ces vents succèdent communément. La démolition des remparts dans toute l'étendue qui est ouverte aux bons vents, seroit aussi indispensable pour empêcher le mauvais air de se concentrer et pour entretenir la circulation d'un air plus salubre (§. 72). Partie de ces démolitions serviroit à combler des fossés creusés au pied de ces murs qui reçoivent les égoûts et les immondices des maisons ; le reste à réparer ces mêmes murs qui sont opposés aux vents de la mer et des étangs, et très-propres à former un abri commode contre cette cause des intempéries.

139. De même que les propriétaires des maisons dans les grandes villes, ne peuvent les réédifier, ni faire des changemens extérieurs, même de peu d'importance, sans se soumettre à certains plans ou projets adoptés pour l'embellissement ou la plus grande commodité de ces villes ; de même on ne pourroit rien toucher aux habitations qui confinent les étangs, si les vues du propriétaire n'étoient point conformes aux mesures de salubrité dont l'utilité seroit reconnue. Toutes les fois, par exemple, qu'il s'agiroit de refaire une porte, un contrevent, même d'une réparation essentielle à l'une de ces ouvertures, on ne pourroit y travailler sans corriger les vices attachés à la forme de ces portes et croisées (§. 74), sans les agrandir si elles péchoient par leurs dimensions, sans les changer de place quand on le pourroit commodément, si elles étoient mal situées; car on chercheroit à multiplier les ouvertures du côté du nord et du couchant, et à fermer les autres. On ne pourroit pas opérer non plus des changemens majeurs au bas des maisons dont le rez-de-chaussée ne seroit pas sur cave et qui se trouveroit humide ou plus bas que la rue (§. 74), sans être tenus de les exhausser pour les rendre habitables ; à moins qu'on ne voulût convertir ces logemens enfoncés en

celliers, magasins ou écuries, ou les destiner à tout autre usage domestique auquel ils seroient propres : ce qui obligeroit les habitans d'élever leurs maisons, de se loger plus sainement.

140. Les aqueducs qui reçoivent les immondices des fabriques et des rues dans les villes situées tout-à-fait au bord de l'étang, seroient continués jusqu'à ce qu'ils eussent atteint un fond d'eau suffisant pour ne plus regagner les bords par l'agitation des vagues, ou mieux encore, on bâtiroit des quais pour empêcher le débordement des eaux. On n'ignore pas, à Marseillan, que la lie, produit de la distillation des vins, qui entre dans l'étang avec peine ou que celui-ci rejette, est la principale cause des fièvres qu'on y observe.

141. Il seroit expressément défendu d'entasser le fumier dans les petites cours ou jardins qui se trouvent derrière les maisons. L'emplacement des hôpitaux, des cimetières, des boucheries et des fabriques qui travaillent les dépouilles des animaux, seroit choisi et fixé conformément aux règles connues de l'hygiène publique.

142. Toute espèce d'alimens et de boissons seroient inspectés et soumis aux règlemens d'une police très-sévère.

Les puits, les cîternes et les sources de toute espèce (1), seroient surveillés et soigneusement entretenus, pour que l'eau se conservât dans sa plus grande pureté et fraî-

---

(1) Comment pourrions-nous taire les avantages de quelques sources d'eaux minérales situées au bord des étangs, que la nature offre comme un remède efficace, et comme un prophylactique puissant contre les émanations malfaisantes des marais, dans les lieux même d'où elles s'élèvent.

Les eaux minérales salées de Balaruc, prises à doses réfractées peuvent, à cause de leur propriété stimulante, stomachique et résolutive, prévenir et corriger les effets sédatifs des gaz marécageux sur notre système, et notamment sur les organes de la digestion.

L'eau acidule de la Magdelaine, suffisamment imprégnée de gaz acide carbonique, et qui pourroit dans divers cas remplacer les eaux de Vals, seroit aussi une boisson salutaire pour ces contrées. Elle excite, fortifie les organes de la digestion et tout le système. Elle donne des forces, réveille l'appétit, et justifie tous les jours, de plus en plus, ses vertus prophylactiques contre le retour des fièvres intermittentes ; elle favorise la guérison de celles erratiques. Nous les avons souvent prescrites avec succès dans cette intention.

cheur. Bien plus, on prendroit soin d'embellir les meilleures sources qui seroient un peu éloignées des habitations, comme pour en faire la promenade du lieu et engager les habitans à venir y puiser.

143. Comme lés cîternes, à défaut de bonnes sources, offrent un moyen simple, assuré et peu dispendieux de se procurer de l'eau pure pour la boisson et pour fournir à d'autres usages domestiques, il est à propos d'indiquer ici quelques moyens proposés par M. le comte Chaptal, pour les construire de manière à y conserver et y recueillir l'eau la plus pure.

« L'eau de pluie est, sans contredit, la « plus pure que nous connoissions ; l'eau de « cîterne doit donc être très-saine ; mais il « faut des précautions pour la ramasser ; sans « cela, entraînant avec elle toutes les immon- « dices qu'elle trouve sur les toits, telles « que les œufs des insectes, les excrémens « des oiseaux, les cadavres de quelques-uns, « les pierres, etc. il s'établit dans cette eau « ramassée, une fermentation qui la dénature « et la rend dégoûtante et malsaine. Je vou- « drois donc qu'on rejetât la première eau « qui tombe, qu'on détournât le tuyau de « la cîterne pendant les premiers temps de

« la pluie, et qu'on ne commençât à la rece-
« voir que lorsque les toits sont bien lavés.

« Indépendamment de cet avantage, qui
« est majeur, j'en vois un autre que l'expé-
« rience m'a fait connoître ; c'est que les
« dernières eaux d'une pluie, et surtout d'un
« orage, sont infiniment plus pures que les
« premières. Il paroît que la première eau
« qui tombe, balaie l'atmosphère de toutes
« ses impuretés, et que la dernière n'est que
« l'eau sans mélange. J'ai encore observé que
« la pluie d'orage contenoit presque toujours
« du sel marin en abondance, tandis que
« les pluies douces n'en donnent presque pas.

« Ces observations me paroissent nécessaires
« pour savoir se procurer l'eau de pluie la
« plus pure, et éviter par là, la corruption
« qui ne s'établit que trop souvent dans les
« cîternes qui reçoivent indistinctement toute
« l'eau qui tombe.

« Il y a encore bien des précautions à pren-
« dre sur la construction des cîternes ; le
« choix des matériaux à employer dans la
« construction du bassin, est un objet chi-
« mique des plus essentiels ; il faut en bannir
« toute sorte de plâtre ; sans cette précau-
« tion, l'eau la plus pure et la plus légère,
« devient l'eau la plus pesante par la quan-

« tité de sélénite (sulfate de chaux) qu'elle « dissout. Il faut encore éviter soigneusement, « que les insectes, qui recherchent les en- « droits humides, ne s'établissent dans ce « souterrain, agiter l'eau de temps en temps, « etc. (1) »

144. Nous avons parlé jusqu'ici de la police locale de chaque commune en particulier ; mais celle-ci ne pourroit suffire et n'auroit que de foibles résultats, si elle n'étoit aidée et surveillée par une commission qui, assistée ou composée d'un médecin et d'un ingénieur éclairés, associés aux dépositaires de l'autorité, seroit chargée de diriger, dans toute l'étendue des contrées limitrophes des étangs, les opérations les plus urgentes et les plus utiles au bien général ; de faire des réglemens, d'accorder le droit de propriété avec le grand intérêt de la salubrité publique ; de dresser des plans ou *budgets* pour l'emploi le plus avantageux des sommes qui seroient consacrées à rendre plus sains les lieux qui nous occupent.

145. En indiquant ici des dépenses, qui devroient être assez considérables pour obte-

---

(1) Chaptal, Mém. cité, pag. 21 et 22.

nir de grands succès contre le fléau destructeur qui afflige les contrées dont nous nous occupons ; nous sommes forcés à regret de convenir que leurs habitans n'ont que bien peu de ressources pour en supporter les frais. Car les premières et fréquentes atteintes que la population de ce pays a souffertes, les maladies qui y règnent et la misère qui en est une suite inévitable, ont laissé ces malheureux habitans dans un tel état de découragement et de foiblesse, qu'ils n'ont pu, faute de bras et de moyens, ni anéantir la cause connue de leurs maux, ni rien entreprendre de considérable, aucune construction, aucuns travaux utiles pour diminuer le danger de leur position. Ainsi leurs maux passés ont préparé de plus grands maux pour l'avenir, et l'insalubrité ayant engendré la misère, la misère à son tour a accru l'insalubrité. Eh! comment ces habitans auroient-ils pu tenter de grands efforts pour se mettre à l'abri de tant de dangers ! puisque malgré les étrangers que les propriétaires de ces pays attirent de toute part pour cultiver leurs terres, elles sont en général mal tenues et que beaucoup sont abandonnées ; puisque par la seule influence du mauvais air et des maladies, ces hommes malheureux restent foibles, lourds, paresseux et dans l'accablement ; qu'ils ne désirent que le sommeil et le repos, et répugnent à toute espèce de fatigue. Ajoutons que leurs facultés morales s'affoiblissent dans les mêmes proportions, et qu'il leur seroit presque impossible de réfléchir long-temps sur leur position et sur les moyens de la rendre moins fâcheuse.

146. Nous pourrions fournir des exemples nombreux, et plus remarquables encore que ceux que d'autres considérations nous ont engagé à citer dans le cours de ce Mémoire, des progrès de l'insalubrité par l'état de misère et d'abandon des pays qui la souffrent.

Ainsi, l'insalubrité de l'Égypte a augmenté dans la même proportion que son agriculture et sa population ont souffert de l'oppression tyrannique des Turcs, et de la perte d'un gouvernement sage et paternel, constamment occupé, dans les temps de sa plus haute splendeur, de la prospérité des villes, de la culture des terres, du libre cours du Nil, du desséchement des marais : à quoi l'on ajoute la perte de l'ancienne religion des Égyptiens qui, comme leur loi, ayant pour objet principal la santé et la conservation des hommes, a été malheureusement remplacée par la doctrine du fatalisme, qui les rend indifférens sur les moyens d'anéantir les causes connues des maladies, dont ils reçoivent de si cruelles atteintes.

Avant que les marais pontins et leurs environs eussent été abandonnés à cause du mauvais air, qui aujourd'hui se fait redouter jusques à Rome, éloignée de quatorze ou quinze lieues, ce pays étoit couvert de villes et de villages, et regardé comme un des plus fertiles de l'Italie. Il étoit jadis si peuplé, que, selon le témoignage de Pline, on y comptoit jusqu'à vingt-trois villes. Ces contrées offroient en outre, un grand nombre de maisons de campagne si considérables, que les noms de quelques-unes se sont conservés jusques à nous. Et l'on remarque parmi les plus célèbres, celles de Titus Pomp. Atticus, de Mécène, d'Auguste, de Séjan, de la famille Julia, et de celle d'Antonia, etc. Tel étoit l'état de ces contrées quand elles étoient salubres, c'est-à-dire, lorsque les Romains prenoient soin d'y procurer l'écoulement des eaux et d'empêcher les débordemens. Mais dans les temps de la décadence de l'Empire, l'inondation ayant recommencé et les travaux exécutés postérieurement au règne des Empereurs et par ordre des Papes, s'étant bornés à un médiocre entretien ou à de foibles imitations, l'agriculteur est parvenu successivement aux derniers termes de l'oisiveté et du malheur dans ces marécages devenus déserts, par l'effet de l'insalubrité et de la misère qui a détruit une partie de sa population et éloigné l'autre (1).

Considérons enfin la Sardaigne, ce pays si fertile en grains et en productions variées des plus utiles à l'homme, malsain dans tous les temps et contraire à la population, à cause des marais qui s'y forment et s'agrandissent sans cesse. Autrefois les Romains avoient coutume d'y bannir leurs criminels, aujourd'hui elle est dévastée par une maladie épidémique, qui se montre tous les ans depuis le mois de juin jusques au mois de septembre et qui menace le triste reste de ses habitans.

147. Il est donc vrai que de grands moyens peuvent seuls tirer les contrées qui nous intéressent, de l'état de gêne et de souffrance dans lequel elles gémissent depuis des siècles, et que c'en est fait de la salubrité des contrées qui avoisinent les étangs du Dépar-

---

(1) Voy. l'Encyclopéd., au mot *Marais pontins*.

tement de l'Hérault, si le chef de l'Empire ne comprend ce pays, dans le nombre de ceux en faveur desquels il exerce sa bienfaisance, et s'il ne tend une main secourable à ces hommes incapables de remédier par leurs propres forces et sans secours étrangers aux maux qui les oppriment.

148. Il est sans doute encore d'autres moyens très-efficaces pour se prémunir contre les causes des maladies marécageuses et pour en émousser l'activité; mais il faut qu'un commencement de salubrité les amène, autrement, il devient inutile d'en parler. Si en mettant à exécution partie de nos projets, on pouvoit faire oublier les plus grands maux qui ont affligé ces contrées ; alors sans doute on pourroit espérer de voir s'y établir des usines, dont quelques-unes sont très-propres à corriger l'air par les feux qui les alimentent, et par la fumée épaisse qu'elles répandent dans l'atmosphère. Des savonneries, des verreries, des fabriques pour la distillation des eaux-de-vie, des tuileries, etc. toutes très-utiles à la salubrité, pourroient y être établies à raison de la faculté qu'on auroit de trouver sur les lieux des matières premières, et du voisinage des canaux, si commodes pour le transport des marchandises fabriquées.

149. Un bien comme un mal en attire toujours un autre. Des desséchemens considérables, en même-temps qu'ils diminueroient l'humidité de l'air et ses effets nuisibles (§. 70 et 71) contribueroient puissamment à améliorer le produit des terres déjà en rapport, qui dès-lors moins inondées seroient en état de fournir une nourriture plus saine (§. 77). Des denrées plus abondantes et le besoin de les exporter animeroient le commerce, créeroient et entretiendroient l'aisance, et dès-lors, la plus grande propreté des personnes et celle des maisons dont elle fait le plus bel ornement (§. 74). Les habitans de ces pays useroient d'une meilleure nourriture (§. 77); car les alimens et les boissons qui leur conviendroient le mieux, sont précisément ceux dont plusieurs sont obligés de se priver, à cause de leur peu de moyens. Rarement ils usent de bonnes viandes, reconnues si salutaires pour soutenir le corps affoibli par l'influence du climat, que Lancisi se crut obligé, durant certaines épidémies, d'en prescrire l'usage comme prophylactique, même pendant les jours défendus.

150. L'usage plus ou moins étendu du bon vin, du café, des aromates et autres sti-

mulans agréables, seroit ajouté à celui des productions indigènes qui peut être avantageux, mais insuffisant, et à celui de la pipe déjà usité. Le calfatage ou goudronnage d'un plus grand nombre de barques, destinées à la pêche et au commerce, suppléeroit à la combustion des résines dont on a tant vanté les effets, pour purifier l'air malsain des marais durant les épidémies. Les voiles qui circuleroient en plus grand nombre dans les étangs et les canaux, tiendroient lieu des ventilateurs jugés nécessaires et proposés pour l'agiter et empêcher sa stagnation. La navigation plus fréquente obligeroit enfin à donner aux étangs un fond d'eau plus considérable, qui les rendroit plus salubres et donneroit aux produits de la pêche des qualités supérieures et indispensables pour une bonne nourriture (§. 77).

151. Quant au moral, dont l'influence est si grande sur notre économie (§. 76), nous remarquerons qu'un commencement de bonheur peut seul attirer la joie, les fêtes et les exercices champêtres, si propres à consoler la classe moins fortunée, et à lui faire oublier sa misère; et qu'une industrie plus active préviendroit cette nonchalance apa-

thique dans laquelle se précipite l'homme qui se croit condamné à l'infortune, et qui dès-lors renonce à toute tentative qu'il pourroit faire pour changer le destin fatal et inévitable qui le poursuit.

152. Comme on a vu les premiers effets des maladies marécageuses fortifier leurs causes et produire des résultats de plus en plus fâcheux ; de même on pourroit se promettre que les premiers résultats obtenus contre l'insalubrité de ces contrées, en prépareroient d'autres plus considérables, et finiroient par faire tourner à l'avantage du pays et à la fortune des particuliers, ces mêmes étangs, ces mêmes marais, qui négligés jusqu'à ce jour menacent de les accabler dans leur foiblesse. La population qui augmenteroit autant qu'elle diminue aujourd'hui, fourniroit d'autres bras prêts à étendre les possessions des propriétaires de ces lieux, et même à en donner à ceux qui en manquent, aux dépens des étangs auxquels ils feroient une guerre continuelle. Ces grands réservoirs dans lesquels la mer, les torrens et les rivières charrient d'énormes débris, deviendroient pour l'agriculteur plus laborieux puisqu'il seroit plus sain et plus robuste, un fonds

inépuisable pour engraisser ses terres. Alors enfin, l'état ne tarderoit pas à recouvrer et à multiplier le fruit de ses avances et de ses bienfaits; il trouveroit dans les rejetons d'une race maintenant débilitée et qui semble prête à s'éteindre, un plus grand nombre de soldats et de marins que ces pays n'en donnoient jadis. Les citoyens plus nombreux pourroient mieux veiller à la défense de cette côte, tellement dégarnie d'hommes sur quelques points par l'effet des maladies, qu'elle ne peut de ses propres forces résister aux incursions qu'essaient parfois quelques frégates ennemies, ni les empêcher de venir toucher notre plage.

Nous croyons avoir indiqué des moyens sûrs, de rendre moins insalubres les étangs du Département de l'Hérault. Il est vrai que l'entière exécution de ces moyens, obligeroit à des dépenses majeures; mais on doit convenir que les grandes dépenses sont inévitables pour obtenir de grands résultats dans la matière qui nous occupe. La Société d'ailleurs n'a rien stipulé à cet égard; et sans doute elle pense comme nous, qu'on ne peut jamais payer trop cher la santé et la vie des hommes. Mais en tout état de choses, et c'est par là que nous terminerons, il est constant que ces moyens peuvent être restreints à certains lieux, modifiés selon les circonstances, et employés ensemble ou isolément, toujours à l'avantage plus ou moins grand des lieux en faveur desquels la Société a provoqué ce travail, auquel nous nous sommes livrés avec toute l'ardeur que ses vues philantropiques étoient faites pour nous inspirer.

Terminé à Montpellier, le 28 Sept.bre 1812.

TABLE

Des Matières contenues dans ce Mémoire, formant le LXVII.e *Bulletin de la Société des Sciences, Lettres et Arts de Montpellier.*

SECTION QUATRIÈME. pag.

SECTION CINQUIÈME.

SECONDE PARTIE.

SECTION SIXIÈME.

SECTION SEPTIÈME.

SECTION HUITIÈME.

www.ingramcontent.com/pod-product-compliance
Ingram Content Group UK Ltd.
Pitfield, Milton Keynes, MK11 3LW, UK
UKHW020408190726
13838UKWH00006B/360

9 782329 315232